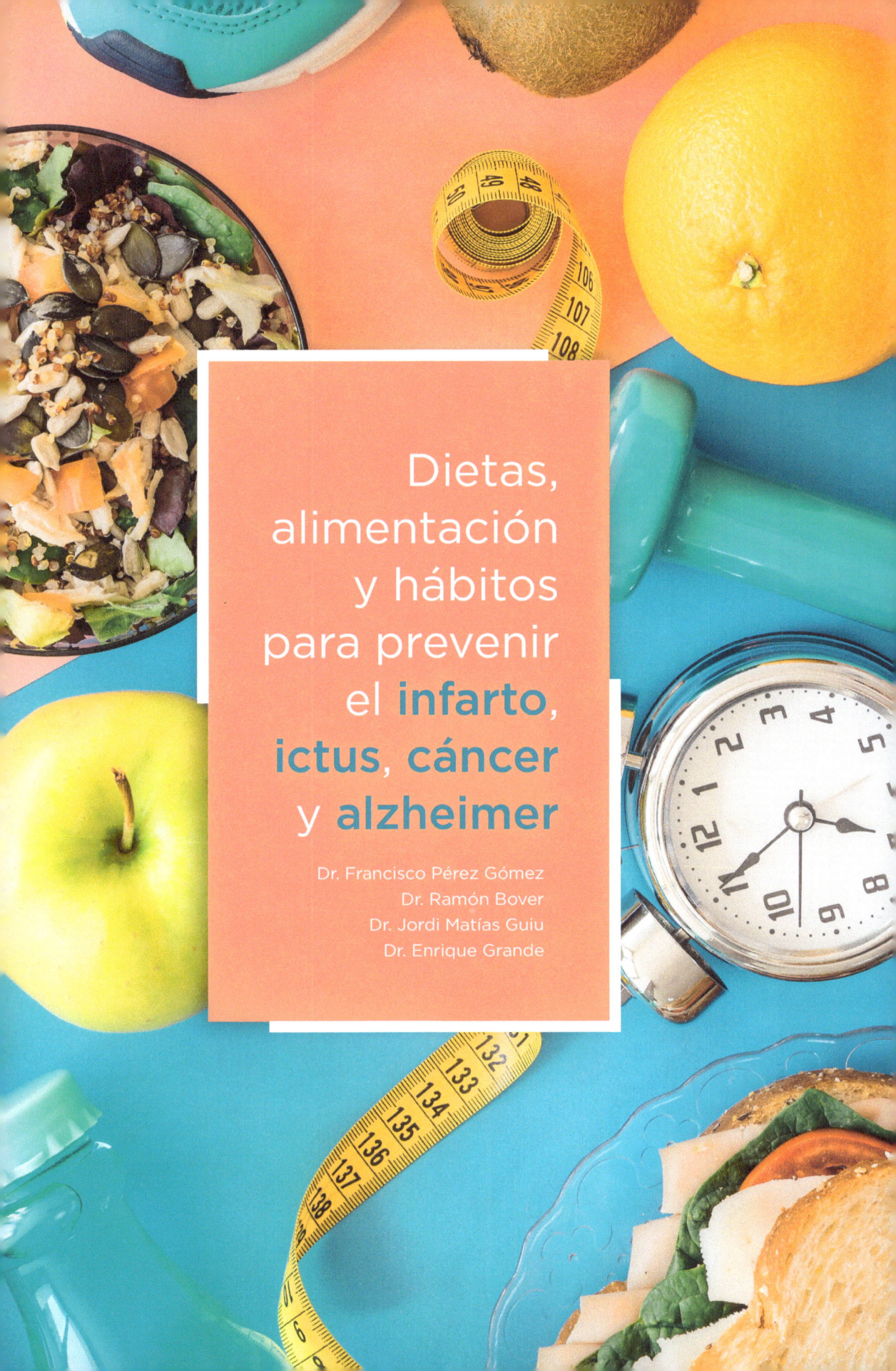

Dietas, alimentación y hábitos para prevenir el **infarto**, ictus, **cáncer** y **alzheimer**

Dr. Francisco Pérez Gómez
Dr. Ramón Bover
Dr. Jordi Matías Guiu
Dr. Enrique Grande

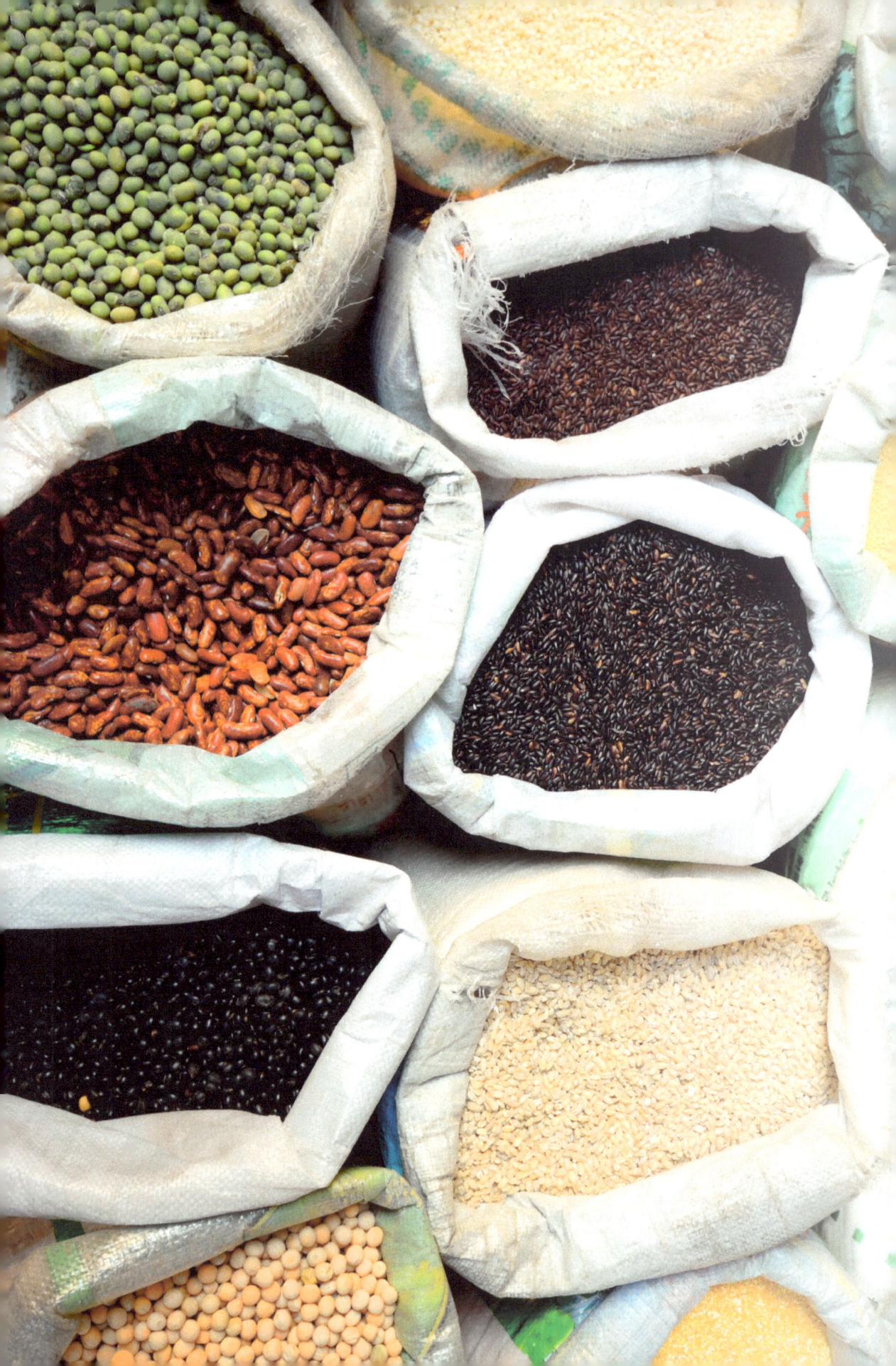

ÍNDICE

PRÓLOGO 13
INTRODUCCIÓN 17
ALIMENTOS Y NUTRIENTES. ASPECTOS GENERALES 23
    GRASAS 24
        Origen 24
        Digestión, absorción y metabolismo de las grasas............................ 24
        Tipos de grasas 24
            Grasas no favorables 25
            Grasas útiles para la salud 26
    PROTEÍNAS 27
        Introducción 27
        Digestión, absorción y metabolismo 27
        Procedencia de las proteínas y aminoácidos 28
    HIDRATOS DE CARBONO 29
        Introducción 29
        Digestión 29
        Absorción y almacenamiento 29
        Fuentes... 29

    Tipos de hidratos de carbono 30
        Carbohidratos complejos o polisacáridos 30
        Carbohidratos simples 30
        Carbohidratos sin calorías..30
OTROS NUTRIENTES 31
MINERALES...31
    El hierro...31
    El potasio 31
    El magnesio 31
    El calcio y fósforo 32
    El selenio 32
    La fibra..32
AGUA..32
VITAMINAS 33
    Clasificación 33
        Vitaminas hidrosolubles 33
        Vitaminas liposolubles 34

UN PROCESO ENTRES ETAPAS 37
INTRODUCCIÓN 37
LA MATERIA PRIMA... 38
LA MATERIA PRIMA PARA EL INFARTO-ICTUS: COLESTEROL, LIPOPROTEÍNAS Y TRIGLICÉRIDOS... 38
COLESTEROL Y LIPOPROTEÍNAS 38
    Tres papeles del colesterol..39
    Hiperlipemias 39
    Fuentes de colesterol LDL en la dieta 40
    Introducción..40
    ¿Cómo disminuir la absorción y aumentar la eliminación por el tracto intestinal?..40
    LA CARNE 40
        Historia e investigación 41
        Contenido en nutrientes 41
        Tipos de carnes 41
    EL MARISCO 42
        Tipos de marisco 42
        Nutrientes 43
    EL HUEVO 43

- LECHE Y DERIVADOS 44
  - Productos lácteos 44
- ALIMENTOS QUE AUMENTAN EL COLESTEROL HDL 46
  - Introducción 46
- CARNES BLANCAS 46
- EL PESCADO 47
  - Clasificación de los pescados 47
  - Valor nutritivo del pescado 48
  - El pescado y las dietas saludables 48
- MATERIA PRIMA PARA EL CÁNCER 48
  - Introducción 48
  - ¿Cuál es la causa de este incremento? 49
- LA MATERIA PRIMA PARA LAS ENFERMEDADES NEURO-DEGENERATIVAS: ALZHEIMER 49
  - Introducción 49

LA CHISPA O CERILLA: OXIDACIÓN 51
INTRODUCCIÓN 51
  - Factores de riesgo y radicales libres 51
  - ¿Cómo actúan los factores de riesgo? 52
RADICALES LIBRES ¿CÓMO SE PRODUCE LA OXIDACIÓN? 53
  - Relación de algunos ejemplos de radicales libres 54
  - Origen de los radicales libres de oxígeno 54
  - ¿Cómo dañan las células los radicales libres? 55
OXIDACIÓN PARA EL INFARTO-ICTUS. PLACA DE ATEROMA 55
  - Oxidación y riesgo de cáncer 55
  - Oxidación y expansión del cáncer 56
  - Efecto de la oxidación sobre las neuronas (enfermedad de Alzheimer) 57

FACTORES DE RIESGO 59
HIPERTENSIÓN ARTERIAL 59
  - ¿Qué es la hipertensión arterial? Factores que la condicionan 59
  - Volumen de sangre 60
  - Factores que aumentan la contracción de las arteriolas 60
  - Control de la tensión arterial 60
FACTOR DE RIESGO: DIABETES 61
  - Diabetes como factor de riesgo 61
  - La diabetes y el cáncer 62

Tratamiento y prevención de la diabetes	62
Consejos generales	63
Dieta para diabéticos	63
FACTOR DE RIESGO: SOBREPESO-OBESIDAD	64
La obesidad como factor de riesgo de cáncer	65
Tratamiento de la obesidad	66
Dieta para el control de la obesidad y prevenir las enfermedades	66
SÍNDROME METABÓLICO: UN CONJUNTO DE FACTORES DE RIESGO	67
Historia y definición	67
Tratamiento del síndrome metabólico	68
FACTOR DE RIESGO: TABACO	69
Tabaco y cáncer	70
¿Por qué se empieza a fumar?	70
Cómo dejar el tabaco	70
Algunos consejos adicionales	71
FACTOR DE RIESGO: EL ESTRÉS	71
Estrés y cáncer	72
Dos principales respuesta frente al estrés	72
Cómo controlar el estrés	73
DROGAS: COCAÍNA Y OTROS TÓXICOS	73
Drogas, edad y problema social	74
Efecto de las drogas sobre el corazón y cerebro	74
Drogas y cáncer	74
Tratamiento de la drogadicción	74
DOBLE PAPEL DEL ALCOHOL. Importancia de la dosis	75
FACTOR DE RIESGO: CONTAMINACIÓN	75
El aire que respiramos	76
Alimentos contaminados	76
Radiaciones de todo tipo	77
DOBLE PAPEL DE LA GLUCOSA	78
TRIPLE PAPEL DEL COLESTEROL	78
PREVENCIÓN INSTITUCIONAL E INDIVIDUAL	81
Prevención institucional	81
¿Por qué fracasan los programas de prevención? Posible solución	82

Prevención individual..82
Dietas que previenen las enfermedades.................................84
Alimentación y hábitos para la prevención del cáncer..........84
Prevención de las enfermedades neurodegeneraivas..........85
¿Cómo enfrentarse a los factores de riesgo?.........................85
Los Superragers..85
La reserva cognitiva...86
¿Qué factores influyen en la reserva cognitiva? ¿Puede incrementarse?..87

ANTIOXIDACIÓN. ANTIOXIDANTES VS OXIDANTES................89
Antioxidantes y oxidantes (antioxidación frente a oxidación).....90
Tipos de antioxidantes...90
Diferente papel de algunos alimentos..................................92
Métodos para cuantificar la capacidad antioxidante.........92
Capacidad antioxidante de algunos alimentos como las frutas y verduras..92
¿Cómo complementar el efecto y aumentar el beneficio?......93
La investigación científica y los antioxidantes....................93

ANTIOXIDANTES. LAS LEGUMBRES Y DERIVADOS.................94
Datos históricos...94
Legumbres más utilizadas por el hombre...............................95
Nutrientes..95
Papel de las legumbres en la prevención de enfermedades......95
Valoración comparativa con la carne..................................95
Propiedades especiales de algunas legumbres..................96

ANTIOXIDANTES. LOS CEREALES Y DERIVADOS.....................96
Tipos de cereales y lugar habitual de cultivo..........................96
Partes del cereal..96
Contenido en nutrientes...97
Nutrientes no contenidos en los cereales...........................98
Productos elaborados del grano de los cereales................98

ANTIOXIDANTES: VERDURAS, HORTALIZAS Y DERIVADOS......99
Papel histórico y actual..100
Nutrientes..100
Papel de las verduras y hortalizas en la prevención de enfermedades...101

ANTIOXIDANTES: LAS FRUTAS, FRUTOS SECOS Y DERIVADOS 101
   Las frutas 101
      Nutrientes 101
      Mejor fruta fresca y con piel 102
      Las frutas completan el cuarteto saludable 102
      Sinergia, asociación y cantidad de frutas 102
      Las frutas, capacidad anti-inflamatoria y otros beneficios 103
   Los frutos secos 103
      Tipos de frutos secos 103
      Nutrientes 103
      Elementos fitoquímicos y oligoelementos 104
      Calorías 104
   Derivados. Los aceites 104
EL ALCOHOL COMO ANTIOXIDANTE 105
   El alcohol en la historia 105
      Efectos beneficiosos del alcohol 105
LOS SUPERALIMENTOS 106
   Algunos ejemplos 107
PAPEL DE LA COCINA SALUDABLE 107
   La cocina saludable 107
   Alimentos que precisan ser cocinados 108
   Métodos de cocina no aconsejables 108
   Métodos de cocinado aconsejables 109
PAPEL DEL EJERCICIO FÍSICO EN LA PREVENCIÓN 109
   Algún riesgo del ejercicio físico 109
   Ejercicio físico e hipertrofia cardiaca y muscular 110
   Efecto del ejercicio físico sobre los factores de riesgo ...110
   Tipos de ejercicio 112
   Cantidad de ejercicio a realizar 112
   Ejercicio físico-sudoración-hidratación 112

DIETAS SALUDABLES 115
  ASPECTOS GENERALES 115
   Enfermedades a prevenir 116
  DIETAS SALUDABLES 116
   Dieta Heathy U.S. Style Pattern (USA saludable) 116

Dieta Mediterránea...117
   Diferencias con la dieta USA saludable.......................118
   Cantidad de los nutrientes en la dieta............................118
Dieta vegetariana..119
Dieta vegana...119
Otras dietas. Dieta Atlántica. Aceptable, no incluida como totalmente saludable 119
Dieta no recomendada. Dieta USA "sureña" 120

BIBLIOGRAFÍA...121

BIOGRAFÍAS..123

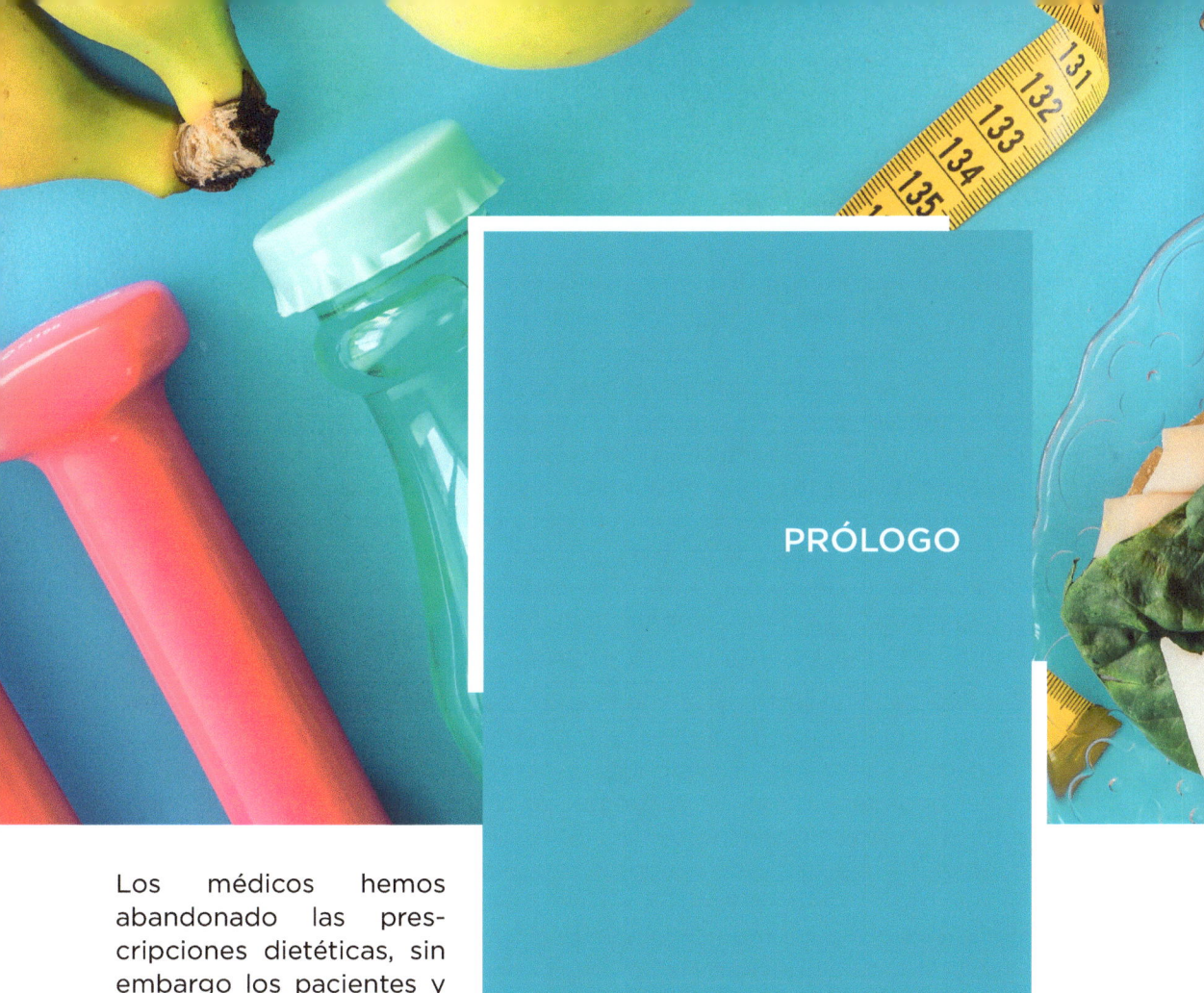

PRÓLOGO

Los médicos hemos abandonado las prescripciones dietéticas, sin embargo los pacientes y la población general cada vez están más interesados en saber que pueden hacer ellos, para mejorar el curso de su enfermedad o evitarla.

Estamos viviendo la cultura de la información, tenemos acceso rápido a conocimientos sobre cualquier tema. En cuestiones de salud, la información puede ajustarse a los datos objetivos del momento o puede tener una gran carga subjetiva social separándose de la realidad como ocurre en colectivos que rechazan un tipo de alimento por convicciones religiosas o de moda y posteriormente descargan sobre los alimentos rechazados todo tipo de argumentos para-científicos y pseudo-científicos que los demonizan y los colocan en el origen de las enfermedades más terribles, fundamentalmente del cáncer, de las demencias y de los ataques cardiacos o por contra deciden que otros alimentos pueden evitar dichas enfermedades. La globalización de la información te da acceso a estas noticias en formatos que las hacen indiferenciables unas de otras.

Adquirir cultura sobre las propiedades positivas y negativas de los diversos alimentos es adquirir criterio para seleccionar y valorar las informaciones. A veces una determinada noticia no es falsa sino desfasada o es parcial, por ejemplo el aceite de coco se supone que no es saludable por ser saturado, sin embargo estudios más recientes y específicos dicen lo contrario. La procedencia de la información y los métodos utilizados para obtenerla nos pueden aportar credibilidad. No vale sustituir la evidencia por la deducción. Posiblemente el descenso en el consumo de leche entera y la reducción en la exposición al sol ha producido un descenso de los niveles de la vitamina D en los análisis de sangre, pero la ingesta exagerada de vitamina D y calcio incrementa la mortalidad por hemorragias cerebrales.

Dentro de la ingesta de alimentos un capítulo especial son las vitaminas y elementos minerales y también aquellas sustancias que no podemos sintetizar. La evidencia de su necesidad la deducimos de las enfermedades que se producen por su carencia y como mucho de estudios observacionales, este tipo de argumentos nos pueden engañar, solo existe cierto grado de evidencia científica de efectos repetibles con estudios randomizados, de estos ,solo tres aportes mostraron alguna evidencia de reducir mortalidad, el ácido fólico sobre el ataque cerebral y los ácidos grasos omega 3 sobre el infarto de miocardio , la insuficiencia cardíaca y el riesgo cardiovascular. También la reducción de la ingesta de sal disminuye el riesgo cardiovascular. Muchas otras vitaminas y suplementos no han podido demostrar efectos positivos sobre mortalidad. Las vitaminas A, C, D, B3 y B6, multivitamínicos, los betacarotenos, y los aportes férricos en estudios randomizados no han reducido el riesgo. Se necesitan estudios para conocer con seguridad los efectos protectores de las substancias antioxidantes.

Al alcance de la mayoría de la población hay tóxicos y drogas que también son ingeridos y en ocasiones se incorporan a alimentos, en este libro se detallan los efectos perjudiciales y los posibles beneficios que puede acarrear su consumo.

Otro aspecto que tiene que ver con la dietética es la obesidad. Se estima que 700 millones de personas en el mundo padecen distintos grados de sobrepeso. La obesidad se asocia a diversas comorbilidades y es un factor de riesgo demostrado para enfermedades cardiovasculares y para padecer el cáncer y está ligada al consumo inadecuado de alimentos y a los hábitos de vida. Es una verdadera epidemia mundial y todo lo que podamos hacer para reducir su impacto beneficiará a nuestros pacientes y a la población general.

Este libro contiene información reciente y contrastada sobre los aspectos comentados e incluye los fundamentos de cada recomendación. Es una puesta al día de todo aquello que los pacientes y los interesados pueden comer según distintas circunstancias, lo que deben añadir a sus hábitos alimentarios y también de los alimentos que deben evitar, además del valor para la salud de los distintos modos de vida y costumbres. Por primera vez en un mismo tratado se incluyen los métodos de prevención de cuatro enfermedades que, conjuntamente son responsables de una muy alta mortalidad en nuestro país. Es producto de colaboración entre acreditados profesionales con largas y prestigiosas trayectorias en cardiología, neurología y oncología (Dr. Ramón Bover, Dr. Jordi Matias Guiu y Dr. Enrique Grande), que han sido coordinados por el profesor y cardiólogo Dr. Francisco Pérez Gómez del Hospital Clínico de Madrid.

La más cordial enhorabuena para nuestro querido y viejo amigo Paco por el esfuerzo realizado y el resultado obtenido. Puedes sentirte orgulloso de que tu esfuerzo y capacidad hayan dado lugar a un libro tan útil y necesario.

Nuestros mejores deseos para todos los que han participado en que esta obra salga a la luz y tenga un gran éxito.

Juan Cosín Aguilar y Antonio Bayés de Luna
Presidentes de Honor de la Sociedad Española de Cardiología

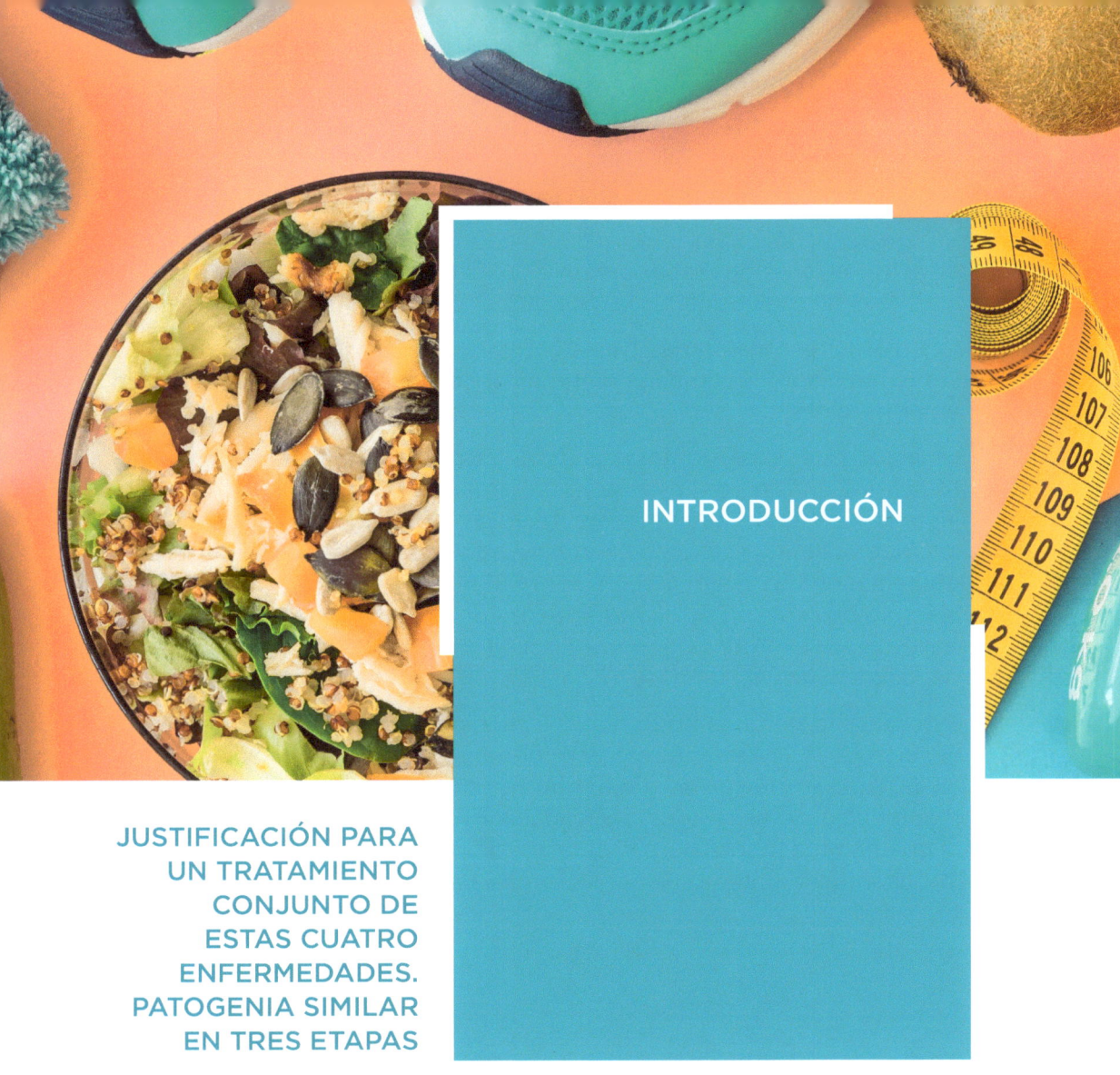

INTRODUCCIÓN

JUSTIFICACIÓN PARA UN TRATAMIENTO CONJUNTO DE ESTAS CUATRO ENFERMEDADES. PATOGENIA SIMILAR EN TRES ETAPAS

En los últimos años nos hemos planteado escribir un libro sobre la prevención del infarto y el ictus. Durante este periodo empezamos a reconocer que el mecanismo de enfermar en estos dos procesos era compartido por otras patologías como el cáncer y el Alzheimer.

En el año 2017 se presentan dos estadísticas en los congresos nacionales e internacionales de cardiología y oncología que resumimos en unas líneas: los enfermos curados de infarto tienen en el futuro un alto riesgo de padecer cáncer; los enfermos curados de cáncer tienen en el futuro un alto riesgo de padecer infarto.

Esta afirmación no había sido reconocida en el siglo pasado, pues los enfermos con infarto o cáncer tenían una altísima mortalidad y no tenían opción a padecer en el futuro otra enfermedad, sin embargo, los avances en el tratamiento de ambas enfermedades permiten una muy alta supervivencia y su evaluación futura puede ser controlada durante varios años.

Las dietas recomendadas tras cientos de estudios epidemiológicos y sobre todo por los llamados **metanálisis** son las mismas para las cuatro enfermedades.

El lector puede preguntarse ¿Cómo es posible que siendo tan diferentes las enfermedades que nos ocupan sean desencadenadas por las mismas dietas y los mismos factores de riesgo? La respuesta es: los factores son los mismos como se ha documentado en los estudios epidemiológicos pero actúan sobre diferente **materia prima**. Como ejemplo de otras enfermedades, no mencionadas, citamos el desencadenamiento de "cor pulmonale" por la contaminación (tabaco, gases de los motores, el humo de incendios).

Este tratado tiene como principal intención informar acerca de la prevención de las estas cuatro enfermedades que son responsables de un 55-60% de la mortalidad anual en nuestro país. La prevención debe mantenerse durante años para analizar resultados, un tiempo similar al que habitualmente dura el curso de las enfermedades desde que se inician, mucho antes de tener sintomas, hasta que se desarrollan en su totalidad.

Un proceso en tres etapas

Frente a la creencia muy habitual de considerar que el colesterol es el único factor responsable de tantos infartos e ictus, intentamos documentar que además del colesterol intervienen otros muchos factores, unos dañinos y otros protectores. Por otro lado, el curso de las enfermedades que nos ocupan desde su inicio hasta que se manifiestan clínicamente puede durar varios años.

Para entender mejor el complicado proceso que es preciso para el origen y desarrollo de estas enfermedades lo comparamos con el incendio de un monte al que contribuye en primer lugar la **materia prima** (hojarasca y falta de limpieza) seguido en segundo lugar por **la chispa o cerilla**, representada en el proceso de las enfermedades por **la oxidación** de la correspondiente materia prima. En tercer lugar pueden intervenir los vigilantes del bosque y los bomberos para evitar el fuego como intentan hacer los **antioxidantes** para prevenir la enfermedad.

1ª ETAPA. LA MATERIA PRIMA para las enfermedades

Para el infarto-ictus. La hojarasca como materia prima para el incendio está representada en el infarto-ictus por el colesterol asociado a la lipoproteína de baja densidad (colesterol LDL).

Para el cáncer. En el origen del cáncer participan en primer lugar células precancerosas genéticamente heredadas o células normales dañadas por una infección-inflamación (por ejemplo una *hepatitis*) o una ingesta continuada de alcohol que, bajo la acción de los llamados *factores de riesgo*, pueden transformarse en malignas. Podemos citar algunos ejemplos de células precancerosas próximas a nuestra observación: los pólipos del colon, que pueden transformarse en células malignas o las manchas obscuras de la piel *(nevus)* que, por la radiación solar, se pueden transformar en un melanoma. Como ejemplos de cáncer secundario a células previamente normales citamos el cáncer de hígado post-hepatitis o el cáncer en diversos órganos del aparato digestivo en enfermos con alcoholismo crónico.

Para el Alzheimer. La patología del Alzheimer tiene su origen en la agregación de ciertas proteínas (tau, beta-amiloide, alfa-sinuleína entre otras), sobre las que también pueden actuar los factores de riesgo.

2ª ETAPA. LA CHISPA O CERILLA. LA OXIDACIÓN

La chispa o cerilla, que pone en marcha el incendio en el monte está representada en las cuatro enfermedades por los llamados factores de riesgo y radicales libres de oxígeno que son los responsables del proceso denominado **"oxidación"** de la materia prima. Mientras la materia prima es diferente para cada enfermedad el proceso de "oxidación" es prácticamente el mismo con pequeñas diferencias en el tipo de factor de riesgo que participa preferentemente en cada una de ellas.

Existe coincidencia al reconocer que una mala alimentación y malos hábitos son responsables de los llamados "factores de riesgo" y "radicales libres de oxígeno" que ponen en marcha el proceso denominado "oxidación" de la materia prima para iniciar la enfermedad como hace la cerilla con la *"hojarasca"* del monte para iniciar el incendio. Entre los factores de riesgo con capacidad para condicionar la *"oxidación"* citamos los siguientes: *el humo del tabaco, grasas saturadas* y las llamadas *"grasas trans"*, un proceso *infeccioso-inflamatorio* iniciado por un virus o bacteria y favorecido por los azúcares, la *diabetes,* la *obesidad,* el *estrés,* el se*dentarismo,* la *hipertensión*, la *contaminación* ambiental, radiológica, atómica etc.

La asociación de factores, tanto para el incendio como para las enfermedades que nos ocupan, aumenta el riesgo. Es aceptado que un solo factor no suele ser suficiente para iniciar la enfermedad y está claramente documentado que la asociación de factores como tiene lugar en el *síndrome metabólico* supone un aumento del riesgo con un efecto no solo *aditivo sino multiplicativo*.

3ª ETAPA. LA PREVENCIÓN. Enfrentamiento entre carga oxidante y capacidad antioxidante

Antes de iniciar este apartado queremos aclarar que la palabra etapa no indica una fase evolutiva después de la 2ª (*oxidación*). La *prevención* debe utilizarse antes que la enfermedad se inicie. Volviendo al *símil* del incendio es preferible disponer de un eficaz equipo de vigilancia antes de que tenga lugar el incendio.

El papel del equipo de vigilancia y los bomberos para evitar el incendio del monte es el *símil* que utilizamos para mejor entender el complicado proceso que utiliza nuestro organismo para prevenir estas enfermedades y con el que nosotros debemos colaborar a través de los llamados "*antioxidantes externos*". Estos elementos protectores están destinados a retrasar y, si es posible, impedir la *oxidación* de la *materia prima* antes de la aparición de la enfermedad. Nuestro organismo tiene la capacidad de generar y almacenar elementos antioxidantes **(capacidad autoinmune)**, que puede controlar una carga *oxidativa* poco agresiva. Cuando la carga *oxidativa* es más potente es preciso disponer de una cantidad mayor de antioxidantes, que deben ser adquiridos mediante una alimentación y hábitos saludables entre los que destacamos las *legumbres* y derivados, *cereales* y derivados, *verduras* y *hortalizas, frutas y frutos secos*, el *alcohol* en dosis bajas, *ejercicio físico.* etc. El resultado final y la posibilidad de que la enfermedad sea controlada o se desarrolle depende de la actividad de los oxidantes **(carga oxidativa)** y del poder de los antioxidantes **(capacidad antioxidante)**. Siguiendo cualquiera de las dietas que consideramos saludables y evitando los *factores de riesgo* podemos acumular una buena cantidad de *antioxidantes*.

La *capacidad antioxidante* para evitar la enfermedad es comparable con el papel del equipo de vigilancia del monte y los bomberos para, preferentemente, evitar antes de tener que apagar el incendio.

Bibliografía

Puesto que dirigimos este libro, en primer lugar, a no profesionales de la medicina, evitamos incluir muchas citas bibliográficas y basamos nuestra información en las siguientes fuentes: para los aspectos relacionados con los alimentos hemos utilizado la enciclopedia del Dr. J. D. Pamplona Roger; las dietas, alimentación y hábitos para la prevención del **infarto-ictus** son las aconsejadas por los *metanálisis* realizados por el Colegio Americano de Cardiología tras analizar conjuntamente investigaciones realizadas a nivel mundial en cientos de miles de individuos y publicados en la Revista Journal American College of Cardiology; las mismas dietas han sido aconsejadas por la Agencia Europea para la Investigación del **cáncer** tras investigaciones realizadas en 10 países del continente en miles de enfermos y publicadas en la Revista British Medical Journal. La prevención de las **enfermedades neurodegenerativas** son defendidas en la cita del Dr. Félix Pérez y Pérez.

Introducción: *palabra mágica*

En esta Introducción hemos repetido en alguna ocasión varias palabras (**prevención, oxidación, factores de riesgo, radicales libres, carga oxidante, antioxidantes, capacidad antioxidante, alimentos y hábitos saludables, dietas**). En el libro vamos a repetir en muchas ocasiones las mismas palabras con la esperanza que nuestros lectores toman buena nota y puedan optar a la primera de ellas **(prevención).**

En los apartados del primer capítulo tratamos con extensión los alimentos y diferentes componentes de los mismos (*nutrientes*) en sus aspectos dañinos y favorables.

Agradecemos la colaboración de Mariano López, director de la *Revista Via*jar y nuestro más sincero agradecimiento a A. Bayés y J. Cosín por escribir el prólogo, queremos mencionar nuestro agradecimiento a Aurora García por su especial colaboración en las revisiones finales del texto.

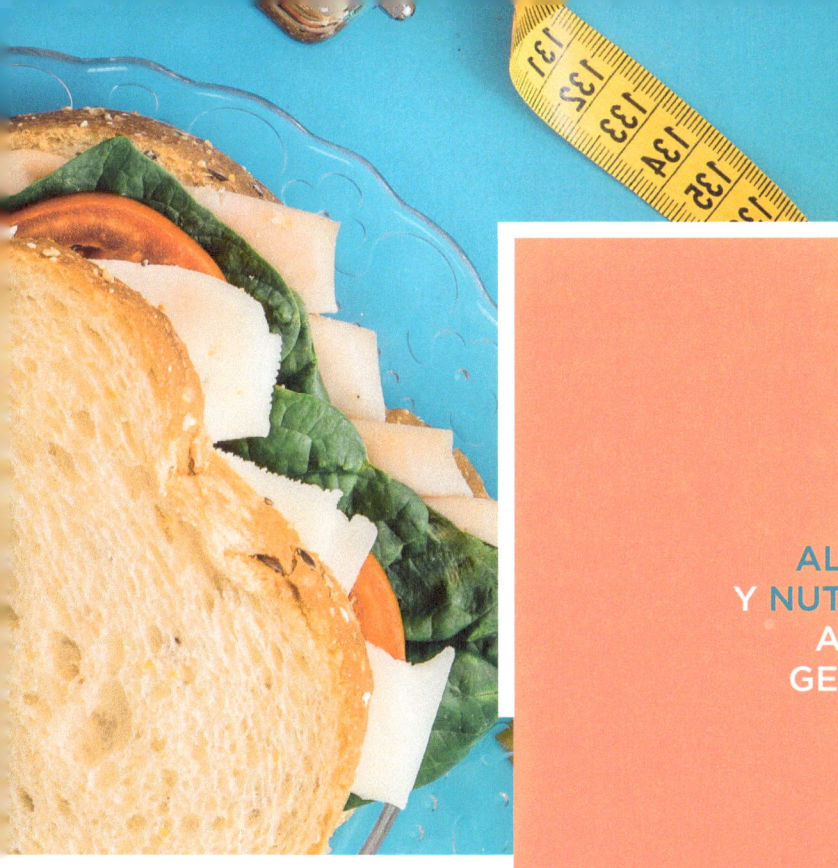

ALIMENTOS Y NUTRIENTES. ASPECTOS GENERALES

Se definen los *alimentos* como productos naturales o elaborados, sólidos o líquidos, que contienen alguno de los tres elementos básicos que necesita el ser humano (*grasas, proteínas o hidratos de carbono*). Otros elementos, también necesarios, son el agua, los minerales y las vitaminas. Todos ellos reciben el nombre de *nutrientes* y son tratados en los apartados siguientes. El ser humano tiene la capacidad de transformar unos elementos en otros, pero hay algunos, denominados *elementos esenciales,* que precisan ser adquiridos del exterior.

Los alimentos son necesarios para mantener la vida, por ello quedan excluidos todos los que pueden causar daño como es el caso de algunos animales (virus, bacterias, parásitos) y algunos que pueden causar intoxicaciones. Otros tienen una triple procedencia: animal (terrestre o acuática), vegetal y mineral.

Los alimentos y nutrientes garantizan la energía que es necesaria para nuestras funciones vitales. Según esta propiedad agrupamos los alimentos en cuatro apartados:

a) Algunos, contienen básicamente **hidratos de carbono**, que aportan una energía utilizable a corto plazo (especialmente útil para niños, jóvenes y deportistas).

b) Otros, como las **grasas**, aportan energía utilizable de forma lenta y duradera que es la indicada para profesionales que realizan trabajos menos intensos pero prolongados.

c) Algunos alimentos, como los **vegetales**, aportan componentes muy útiles para la salud y necesarios para la vida sana

d) Los alimentos procedentes de **animales** no contienen hidratos de carbono, fibra, vitamina B_{12}, ni antioxidantes, pero tienen un sabor agradable y son necesarios para una alimentación completa. Aportan alrededor de un 30 % de las calorías habitualmente utilizadas por el ser humano.

GRASAS

Origen

En una alimentación habitual, la mayor parte de las grasas proceden de las carnes o derivados. Los vegetales pueden también proporcionar gran cantidad de las grasas aunque solo la soja puede aportar todas las necesarias para la vida.

Digestión, absorción y metabolismo de las grasas

Las grasas son alimentos sólidos y necesitan ser transformadas en componentes que puedan ser integrados en el torrente circulatorio (los llamados ácidos grasos libres). En este proceso intervienen, básicamente, unas enzimas llamadas *"lipasas"*, que están incluidas en la saliva, en el jugo del estómago y en el intestino, éstas últimas procedentes del páncreas. Las grasas digeridas son absorbidas a través de la mucosa intestinal, pasan al hígado con las sales biliares y posteriormente se incorporan al tejido graso del organismo.

Tipos de grasas

Hay varios tipos de grasas, cada una tiene un origen diferente, una estructura y composición propia y, lo más importante, unos beneficios o daños característicos. Aportan mayor número de calorías que ningún otro nutriente y tienen un sabor agradable. Las grasas de origen vegetal, con excepción de la soja, carecen de algunos componentes, aunque todos se pueden conseguir asociando diferentes vegetales. Desde el punto de vista sanitario agrupamos las grasas en dos grandes grupos: Desfavorables y Saludables.

Grasas no favorables

Hay tres tipos de grasas que aportan elementos dañinos para la salud:

- GRASAS SATURADAS. Son productos sólidos, excepto el aceite de coco y de palma. Todas ellas aportan un elemento muy perjudicial para la salud (el colesterol LDL). La principal fuente de grasas saturadas son las carnes rojas de rumiantes (ternera, vaca o buey) y especialmente la grasa que acompaña a las proteínas de la carne. Las carnes cocinadas en barbacoa o parrilla contienen, además, tóxicos. Otros alimentos de este grupo son la piel del pollo, la yema del huevo, embutidos, leche, queso, patés de hígado, jamón york y mantequilla. Los organismos sanitarios aconsejan que la cantidad de calorías procedentes de estas grasas no debe superar el 10% del total. El resto de las grasas necesarias se deben adquirir de las carnes magras, leche desnatada, yogures o requesón. Otros animales que aportan grasas perjudiciales para la salud son el cordero y el cerdo, aunque las procedentes de animales que viven en libertad y se alimentan de vegetales o productos derivados (bellota) son menos dañinas.

- GRASAS "TRANS". Se denominan así las grasas utilizadas para la bollería industrial. Son sólidas, reutilizadas, baratas, duraderas, que no tienen ningún efecto favorable para la salud, aunque mejoran la presencia y el sabor de los productos que las contienen. Forman, en conjunto, el grupo de alimentos más nocivos para la salud. Estas grasas se encuentran en la bollería industrial (bizcochos, magdalenas, pasteles), en algunas margarinas, en las frituras de las cadenas rápidas y en los platos precocinados.

  Las grasas saturadas y grasas *"trans"* elevan considerablemente la cifra de colesterol LDL, efecto siempre desfavorable para la salud cardiovascular y para el desarrollo del cáncer, sobre todo cuando el individuo es portador de alguno o varios "factores de riesgo".

- ACEITE FRITO. Cuando el aceite empieza a "humear" se degrada, pierde los ácidos omega 3 y se transforma en grasa desfavorable.

Grasas útiles para la salud

Dentro de este grupo tenemos tres tipos: mono-insaturadas, ácidos grasos poli-insaturados, omega 3 y omega 6.

- *MONO-INSATURADAS.* Algunas son líquidas a temperatura ambiente, como el aceite de oliva o aceite de coco. Forman parte de la llamada *dieta mediterránea.* Otras proceden de algunas carnes (aves y animales de caza), vegetales de uso habitual como los frutos secos (nueces, avellanas, almendras), aguacate y pescados (bacalao, arenque). Desde el punto de vista sanitario son antioxidantes, contribuyen a un aumento del colesterol HDL, de la vitamina E y disminuyen el colesterol total y LDL. Un dato, eventualmente desfavorable, es su alto contenido en calorías.

- *POLI-INSATURADAS (OMEGA 6).* Son de origen animal y vegetal como los aceites de girasol, maíz y soja, los frutos secos (nueces, piñones, pipas) y algunos pescados. Su principal beneficio es un descenso del colesterol total y del colesterol LDL y pueden colaborar en el control de la diabetes. Como efectos negativos podemos citar un descenso del colesterol HDL y el hecho de degradarse y perder las cualidades beneficiosas al ser sometidos a altas temperaturas. Estas grasas tienen componentes del carbono que no están unidos al hidrógeno (*insaturadas*) y pueden ser atacadas por radicales libres de oxígeno. No es conveniente tomar muchas grasas de este tipo pues su ingesta total no debe superar la cantidad de las grasas poli-insaturadas (omega 3).

- *POLI-INSATURADAS (OMEGA 3).* Forman parte del grupo de alimentos más beneficiosos para prevención de las enfermedades que nos ocupan. Las comunidades que se alimentan básicamente de estos productos reducen hasta un 30% el riesgo de trombosis, accidentes vasculares y cáncer.

  Entre otros efectos favorables mencionamos los siguientes: reducen las cifras de colesterol total, colesterol LDL y de los triglicéridos; aumentan la concentración del colesterol HDL;

tienen un efecto anti-trombótico y anti-inflamatorio y reducen las cifras de la tensión arterial.

Fuentes de las grasas omega 3. Las fuentes principales son dos: *a) de los vegetales* (nueces, avellanas, aceites de origen vegetal y verduras como las espinacas y coles de Bruselas) y b) *del reino animal,* sobre todo de los pescados azules (bonito, atún, sardina, salmón, boquerón y caballa).

Es aconsejable que la ingesta diaria de grasas omega 3 sea similar a la ingesta de omega 6, pero la dieta habitual tiene menos proporción de grasas omega 3. Por ello, es conveniente añadir a la dieta suplementos a base de pescado, frutos secos y verduras.

PROTEÍNAS

Introducción

Las proteínas son nutrientes fundamentales para la supervivencia del ser vivo. Aportan calorías de utilización intermedia entre las procedentes de los hidratos de carbono (de utilización rápida) y las grasas (de utilización lenta) y contienen *componentes* (*aminoácidos*) que no pueden ser sintetizados por el organismo y que precisan ser adquirirlos a través de los alimentos. Son fuentes básicas las carnes procedentes de animales, los pescados, huevos y derivados, leche y derivados. Tienen un alto valor energético y por ello contribuyen a un aumento del peso. Los vegetales y derivados pueden aportar también gran cantidad de proteínas. Entre ellos citamos las legumbres, aunque no contienen inicialmente vitaminas, minerales, grasas ni un aminoácido, la *metionina*, que sí está presente en los cereales. Los aminoácidos esenciales también pueden ser metabolizados por el organismo a expensas de las proteínas. Finalmente contienen gran cantidad de minerales, vitaminas, hormonas, enzimas y antioxidantes, aunque muchos se pierden cuando los alimentos se cocinan por encima de 90-100º C.

Digestión, absorción y metabolismo

La digestión de las proteínas transforma las largas cadenas en otras sucesivamente más cortas hasta llegar a los *aminoácidos libres* que tienen posibilidad de circular por el torrente sanguíneo. El proceso tiene tres fases y, en cada una, participan enzimas diferentes: en el estómago actúa la enzima **pepsina** que, junto con el ácido clorhídrico, inicia la ruptura de las cadenas; la segunda fase tiene lugar en el primer tramo del intestino por el efecto de la ***tripsina y la proteasa*** pancreática, que transforman las proteínas en cadenas más cortas y en los siguientes tramos del intestino y bajo el efecto de la enzima ***peptidasa*** se transforman en ***aminoácidos libres***, que pueden ser absorbidos y pasar al hígado para ser utilizados, sobre todo, en las etapas de crecimiento y para reparación de los tejidos dañados.

Las proteínas no aportan inicialmente calorías, como ocurre con las grasas y carbohidratos, pero si faltan otros nutrientes, las proteínas pueden utilizarse para generar calorías. El organismo no tiene capacidad para almacenar las proteínas no utilizadas, que, por tanto, son eliminadas. En el caso de ingestas excesivas, sobre todo de carnes, que no pueden ser eliminadas, pueden actuar como factores de riesgo de enfermedades.

Procedencia de las proteínas y aminoácidos

Existe un "mito" sobre la procedencia de las proteínas: *se cree que proceden solo de la carne"*. Es cierto que las carnes proporcionan habitualmente la mayor parte de las proteínas que tomamos, que son la base de los aminoácidos necesarios para la supervivencia, pero todas ellas pueden ser aportadas por otros alimentos. La aportación de proteínas por kilogramo de peso, de mayor a menor, es la siguiente:

Los huevos y la leche son los alimentos que contienen una mayor proporción de aminoácidos por unidad de peso. Los vegetales y, sobre todo, las legumbres proporcionan una buena cantidad. **Las carnes** contienen menos proporción de proteínas que las legumbres por kg de peso, pero, debido a una mejor absorción, la cantidad que se aprovecha es mayor. El queso, procedente de la leche, debería tener una proporción de proteínas y aminoácidos similar a la del producto base, pero pierde una buena proporción al separarse del suero. Los frutos secos contienen alto contenido en proteínas en cantidades decrecientes por este orden: cacahuetes, almendras, pistachos, nueces y avellanas. Los cereales y derivados son alimentos con escasa proporción de proteínas, pero combinados con las legumbres y lácteos completan un conjunto muy beneficioso para la salud. Finalmente las patatas y, sobre todo, la lechuga son pobres en proteínas.

Alimentos y nutrientes. Aspectos generales

HIDRATOS DE CARBONO

Introducción

El principal representante de este grupo es la glucosa. Son nutrientes de alto contenido energético, se absorben con facilidad y pueden ser utilizados en un período corto de tiempo, por ello representan el alimento preferido por los deportistas que consumen mucha energía y precisan reponerla de forma rápida. Se deben tomar como mínimo entre 200 y 300 gr por día.

Digestión

La digestión de los hidratos de carbono pasa por cuatro fases: 1ª) se inicia en la boca bajo la acción de la enzima **amilasa salival** y el efecto de la masticación que contribuye, en buena medida, a su ruptura mecánica; 2ª) en el **estómago** sigue la digestión gracias a la acción de la mencionada amilasa salival; 3ª) en el primer tramo del intestino actúan la **amilasa pancreática y la bilis**, que procede del hígado y 4ª) en los siguientes tramos del intestino las enzimas segregadas consiguen el paso final a **fructuosa y glucosa**.

Absorción y almacenamiento

La absorción tiene lugar a nivel de las vellosidades intestinales y puede ser rápida o lenta dependiendo de la cantidad de fibra o grasa que contienen los alimentos. La glucosa absorbida pasa directamente a la sangre para aportar la principal fuente de energía que precisa el organismo. La glucosa no utilizada pasa al hígado donde se almacena en forma de glucógeno y vuelve a la circulación cuando sea necesaria. La glucosa que no se utiliza, cuando los depósitos de glucógeno están saturados, se almacena en forma de ácidos grasos en la barriga y caderas y contribuye a la obesidad y a la generación de radicales libres de oxígeno.

Fuentes

Los hidratos de carbono proceden de los siguientes alimentos: cereales (trigo, arroz, maíz, centeno, mijo); azúcares (caña de azúcar, remolacha, miel, mermelada, golosinas); tubérculos (patata y batata); legumbres (garbanzos, lentejas, judías, guisantes, soja) y de frutas y verduras.

Tipos de hidratos de carbono

Según la cantidad de calorías aportadas y la facilidad de absorción hay tres tipos de hidratos de carbono, también llamados carbohidratos:

Carbohidratos complejos o polisacáridos

Tienen un alto valor nutritivo y son de absorción retardada. Son, por ello, los más valorados para la nutrición de los humanos. Básicamente, hay dos formas: el **almidón** que procede sobre todo de los tubérculos (patata), cereales y derivados (pan, espaguetis y otras pastas), garbanzos, arroz y del **glucógeno,** que se almacena en el hígado y en los músculos. Los carbohidratos contienen también grasas, proteínas, vitaminas y minerales. La parte externa de los cereales (casca, salvado), también denominada parte integral, contiene un mayor contenido en vitaminas, minerales y fibra.

Carbohidratos simples

Son alimentos con bajo contenido calórico, absorción muy rápida y una capacidad de almacenamiento breve. Dos grupos representan este tipo de hidratos:

- MONOSACÁRIDOS**,** representados básicamente por la glucosa y la fructuosa, que proceden en gran medida de la fruta y miel. Otras fuentes son los caramelos, helados, natillas y chocolate. Tienen pequeña cantidad de proteínas y no aportan vitaminas, minerales ni grasas.

- DISACÁRIDOS. Hay tres representantes: la *lactosa*, procedente del azúcar de la leche, la *galactosa*, que se obtiene de la lactosa por hidratación y la *sacarosa*, procedente del azúcar de la remolacha y de la caña de azúcar.

Carbohidratos sin calorías

En este apartado tenemos la fibra que tiene la capacidad de disminuir la absorción de otros nutrientes como las grasas y de acelerar la eliminación de los restos alimenticios como los tóxicos, cancerígenos y colesterol y evita la absorción masiva de glucosa.

Alimentos y nutrientes. Aspectos generales

OTROS NUTRIENTES
MINERALES

Los minerales son elementos necesarios para nuestra supervivencia, sin embargo las necesidades son escasas de modo que una alimentación rica en frutas y verduras cubre el aporte necesario. Entre los más importantes para nuestra salud tenemos los siguientes:

El hierro

Es un mineral muy importante para la salud por ser componente fundamental de los glóbulos rojos y de la hemoglobina, que transportan el oxígeno desde los pulmones a los tejidos del organismo. El hierro debe ser tomado con los alimentos y su principal fuente es la carne, sobre todo la carne roja y el hígado de los animales. Otra fuente se encuentra en los vegetales, mayoritariamente en las legumbres, frutos secos, hortalizas verdes y el salvado del trigo. El hierro de origen animal se absorbe en un porcentaje doble o triple en relación al procedente del reino vegetal. El déficit de hierro se debe a dos causas: una alimentación pobre o carente de estas dos fuentes y por la existencia de pérdidas continuadas de sangre. El descenso de la concentración de hierro en la sangre (anemia ferropénica) reduce el transporte de oxígeno, condiciona un aumento del trabajo cardiaco. y favorece el desarrollo de células pre-cancerosas.

El potasio

Es un mineral necesario para la función de los músculos, sobre todo del músculo cardiaco. Se ingiere con los alimentos junto con el sodio y participa en la regulación del agua del cuerpo humano. Todos los alimentos contienen potasio y en especial el plátano y otras frutas, verduras, frutos secos y carnes.

El magnesio

Es un mineral necesario para la función del corazón, cerebro, músculos y huesos. Es necesario para el mantenimiento energético de las neuronas y para la transmisión de las señales a través de los nervios y entre éstos y los músculos. Son muchos los alimentos que lo contienen pero su absorción no alcanza la mitad de la cantidad ingerida. Son fuentes los siguientes alimentos: frutos secos (girasol, almendras, nueces y avellanas), cereales (arroz, trigo), legumbres (garbanzos, lentejas, soja), y el agua mineral que contiene una buena cantidad.

El calcio y fósforo

Se presentan en el mismo apartado por su importancia conjunta para la salud y función en los huesos y dientes y por su contribución para mantener el equilibrio psicosocial y la memoria.

Es preciso tomar diariamente una dosis de calcio variable entre 300 mg (bebés) y 1000 mg (jóvenes y adolescentes). Otras edades necesitan cantidades intermedias. La leche entera, carne, frutas y frutos secos, hortalizas de hoja verde y semillas son los alimentos proveedores de calcio y los frutos secos, semillas, pescado, carnes y leche son los alimentos que contienen más cantidad de fósforo.

La entrada del calcio en los huesos necesita la participación de la vitamina D y se facilita con el ejercicio físico.

El selenio

Es un protector frente a los radicales libres de oxígeno. Son alimentos que aportan selenio el trigo, la cebolla, tomate, ajo y frutos secos.

La fibra

Regula el tránsito intestinal. Hay dos tipos: **soluble**, procedente de las frutas, verduras y legumbres e **insoluble**, presente en semillas, granos y cereales.

AGUA

Es elemento líquido absolutamente necesario para la vida. Un planeta sin agua no tiene posibilidades de vida. Aparte del agua en estado líquido, todos los alimentos contienen agua con un porcentaje variable: las frutas y verduras figuran entre los alimentos con mayor proporción de agua.

El agua se elimina por la orina, heces y sudor, y las necesidades se regulan por la sensación de sed. Es necesario reponer el agua que se pierde debido a que el agua que tomamos con los alimentos supone aproximadamente el 50% de la cantidad que necesitamos. Es muy conveniente mantener en todo momento una buena hidratación, sobre todo después de hacer ejercicio físico y deporte.

Puede estar contaminada por tóxicos que obligan a utilizar un desinfectante como el cloro. Es preferible utilizar agua de manantial que no precise desinfectantes, pues el cloro estimula el desarrollo de radicales libres y contribuye a la multiplicación de las células precancerosas.

VITAMINAS

Las vitaminas cumplen una función específica y habitualmente beneficiosa para nuestro organismo, por ello están incluidas dentro del grupo de elementos esenciales e indispensables. Todas tienen una función, principalmente en la infancia, etapa de crecimiento y durante el embarazo. Su deficiencia puede influir negativamente en la función del cerebro y del corazón. Es necesario tomarlas con los alimentos, pues el organismo no puede sintetizarlas.

Clasificación

Hay dos grupos que se caracterizan por su solubilidad: **hidrosolubles**, es decir, solubles en agua y, por ello, se eliminan con facilidad por el riñón y se destruyen parcialmente a temperaturas superiores a los 90-100° y **liposolubles** y, como tal, forman parte de los tejidos grasos y se eliminan con más dificultad, por ello se pueden almacenar si se toman en exceso. Su concentración es estable en el organismo.

Vitaminas hidrosolubles

Mencionamos la vitamina C y las 8 del grupo B, entre las que destacamos cinco.

VITAMINA C es un potente **antioxidante** por su especial capacidad para *neutralizar* los radicales libres de oxígeno y participa especialmente en la absorción del hierro, en el metabolismo del ácido fólico, formación del colágeno y en la cicatrización de las heridas. Es muy abundante en las verduras de hoja verde y frutas (fresas) y especialmente en los cítricos (naranjas y limones).

VITAMINA B_1 o TIAMINA participa necesariamente en el metabolismo de los hidratos de carbono y en su transformación en energía. Tiene también un papel importante para el funcionamiento del sistema nervioso. Son fuentes principales las semillas de cereales, los frutos secos y la levadura de cerveza. La carne, especialmente la del cerdo, contiene cantidades importantes.

VITAMINA B_6 o RIBOFLAVINA tiene una especial misión en las reacciones químicas para la transformación en energía de los hidratos de carbono y de las grasas. Casi todos los alimentos animales y vegetales contienen vitamina B_6.

VITAMINA B_2 participa especialmente en el metabolismo de las proteínas, grasas e hidratos de carbono y en la síntesis de la hemoglobina y de los hematíes. Se encuentra en proporciones similares en la carne y en los cereales integrales, legumbres, frutas y hortalizas.

VITAMINA B_9 (FOLATOS) es necesaria para la síntesis de los ácidos nucleicos ADN y ARN que participan en la herencia y también en muchos procesos fisiológicos como la producción de hemoglobina y, sobre todo, en las etapas de crecimiento (infancia y adolescencia). Son fuentes principales las legumbres, frutos secos y hortalizas de hoja verde.

VITAMINA B_{12} es necesaria para la formación de los hematíes y en la síntesis de la mielina, que es la sustancia protectora y responsable del mantenimiento de las células nerviosas. La principal fuente es la carne y sus derivados; por ello, es conveniente tomar cierta cantidad de carne por semana. Ciertas bacterias y levaduras son los únicos seres vivos capaces de sintetizar esta vitamina, que se almacena en peces superiores y en el hígado de los mamíferos.

Vitaminas liposolubles

Pertenecen a este grupo las siguientes vitaminas solubles en el tejido graso: A, D, E y K.

VITAMINA A participa en procesos de visión y su carencia condiciona la enfermedad denominada xeroftalmía. Es utilizada por el organismo en la etapa del crecimiento y en fases de la vida como la edad juvenil, embarazo y lactancia. Es antioxidante y tiene una procedencia doble: a) de animales mamíferos, pescados grandes y productos lácteos. Su eventual exceso tiene efectos tóxicos, y b) de vegetales con hoja de color (zanahoria, melón, espinacas, pimientos). Se almacena en el organismo en forma de provitamina A (carotenos) y se transforma en vitamina cuando se necesita. Por este motivo, nunca existe exceso de vitamina A vegetal.

VITAMINA D participa especialmente en la absorción del calcio a nivel digestivo y en la formación del hueso. No se puede conseguir la cantidad necesaria de fuentes alimentarias. La mayor proporción es generada por el organismo cuando la piel se expone al sol, pero no son necesarias exposiciones muy prolongadas. Es preferible tomar el sol en horas de menor intensidad, pues en horas punta se favorece el desarrollo de cáncer de piel.

VITAMINA E protege la integridad de las células y prolonga la vida. Es antioxidante por su alta capacidad para neutralizar los radicales libres, sobre todo los procedentes de la contaminación. Interviene en la formación de los óvulos. Los vegetales y derivados, las verduras y frutos secos son las principales fuentes.

VITAMINA K participa necesariamente en la coagulación de la sangre. Se encuentra en altas cantidades en las hortalizas de hoja verde y verduras como las coles de Bruselas, repollo, brócoli, coliflor y en el germen de los cereales (trigo), frutos secos, por ello aumenta el efecto de los anticoagulantes y dificulta el control de los mismos. Procede, en gran medida, del germen de los cereales (trigo), frutos secos y semillas de girasol.

TABLA RESUMEN

Alimentos y hábitos saludables y dañinos

Saludables (+)	Dañinos (-)
DIETAS	
Mediterránea, Vegetariana, USA saludable	USA sureña, "dietas" de la civilización
CARNE-PESCADO	
(+)	(-)
Pollo, pavo, caza, pescado azul y blanco, requesón, yogurt	Grasas "trans", vacuno, queso curado, leche entera, huevos, azúcares
AMBIENTE	
(+)	(-)
Vida en el campo, 2 horas de sol, vitaminas A, C y E, compuestos fenólicos	Contaminación por motores, tabaco, humo de aceite frito, insecticidas, radiación solar y atómica
HÁBITOS	
(+)	(-)
Ejercicio físico	Sedentarismo
COCINADO	
(+)	(-)
Al vapor, hervido, cocido (<90°C), sofrito (<90°C)	Barbacoas, parrillas, al humo, fritos (>90°C)
ANTIOXIDANTES	**FACTORES DE RIESGO**
(+)	(-)
Legumbres, cereales, frutas, frutos secos, verduras, vino tinto (poco)	Alto colesterol LDL, tabaco, hipertensión, diabetes, inflamación, obesidad (abdominal), estrés, azúcares, alcoholismo crónico

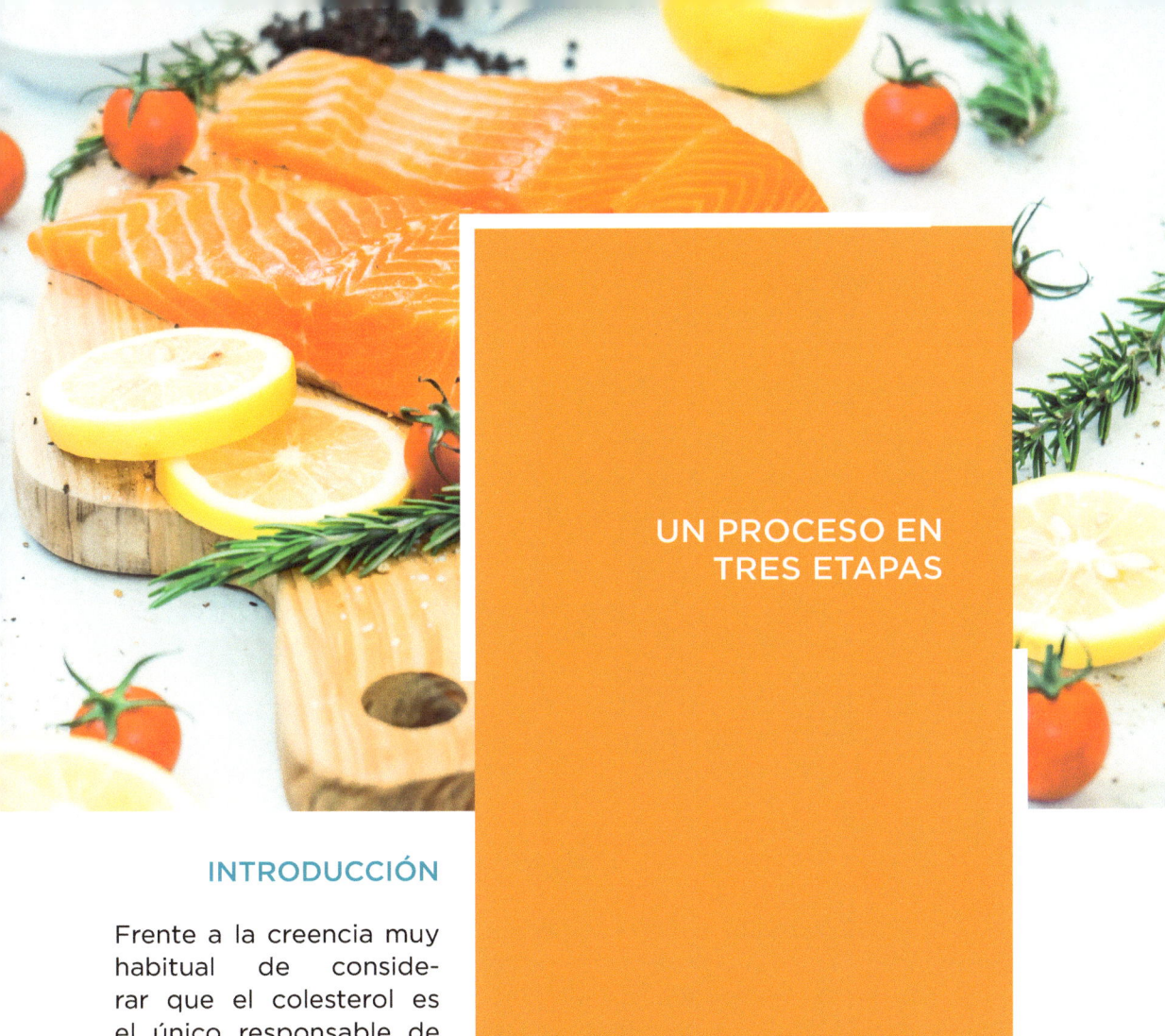

UN PROCESO EN TRES ETAPAS

INTRODUCCIÓN

Frente a la creencia muy habitual de considerar que el colesterol es el único responsable de tantos infartos, ictus y de participar en otras enfermedades, intentamos documentar que el curso de las enfermedades que nos ocupan es un largo proceso que dura varios años y que, además del colesterol, intervienen otros muchos factores, unos dañinos y otros protectores. El desarrollo de las enfermedades tiene lugar en tres etapas:

1ª) la materia prima.
2ª) la oxidación (comienzo de la enfermedad).
3ª) la antioxidación (prevención).

A modo de *símil* comparamos estas etapas con las tres fases que habitualmente tienen lugar en el incendio de un monte (hojarasca, chispa o cerilla y vigilantes del monte-bomberos). La palabra etapas no se utiliza en este caso para expresar procesos correlativos en el tiempo, ya que la antioxidación (prevención de la enfermedad) y la actuación de los vigilantes del monte-bomberos no debe ser una etapa posterior a la oxidación sino que deben estar presentes para prevenir y evitar la enfermedad y el incendio.

LA MATERIA PRIMA

La materia (prima) sobre la que van a actuar los factores de riesgo para iniciar el proceso de la enfermedad es diferente para cada una de ellas. La materia prima para el infarto-ictus está representada por el colesterol, las lipoproteínas y los triglicéridos, todos ellos directamente dependientes de una mala alimentación y malos hábitos. Es obligado destinar amplio espacio al tratamiento de los alimentos y hábitos que contribuyen a la materia prima. Sin embargo, la materia prima en el caso del cáncer y del Alzheimer forma parte del órgano en el que se puede desarrollar la enfermedad: células normales dañadas o células precancerosas en el caso del cáncer y ciertas proteínas, aun poco conocidas en el caso del Alzheimer.

LA MATERIA PRIMA PARA EL INFARTO-ICTUS: COLESTEROL, LIPOPROTEÍNAS Y TRIGLICÉRIDOS

El inicio del infarto tiene lugar en el endotelio, capa interna de la pared de las arterias que inicialmente es una capa impermeable. Cuando hay disfunción o lesión del endotelio por efecto de los factores de riesgo el colesterol LDL lo puede atravesar para iniciar la enfermedad.

COLESTEROL Y LIPOPROTEÍNAS

El principal componente de la materia prima para el infarto es un material graso que, circulando libre con la sangre, puede asociarse a otro complejo graso-proteico que se denomina *lipoproteína*. Existen tres tipos de esta lipoproteína, cada una con una densidad y función diferente: a) una es de baja densidad *(LDL)*, iniciales de la terminología inglesa *low density lipoprotein*, que transporta el colesterol al endotelio de las arterias para iniciar la enfermedad; b) el segundo modelo tiene densidad alta (HDL), que juega un papel protector al transportar el colesterol al hígado para ser eliminado; c) el tercer tipo, menos importante, se denomina *very low density lipoprotein (VLDL)* o lipoproteína de muy baja densidad, que asociada a los *triglicéridos,* forma también parte de la materia para el infarto, aunque menos importante que el colesterol LDL. El riesgo de padecer la enfermedad va a depender en gran medida de la concentración de colesterol LDL.

Tres papeles del colesterol

El colesterol libre circula con la sangre y desempeña en nuestro organismo un papel que podemos calificar de *"necesario"*. El colesterol asociado a la proteína tiene papel dependiente del tipo de proteína, que puede ser *"bueno"* o *"malo"*.

- **Papel "necesario".** El colesterol libre es necesario y fundamental para nuestro organismo, pues participa en la función de las células y de las grasas y es precursor obligado para la generación de las hormonas sexuales y de las hormonas corticoides, que participan en procesos vitales del organismo.

- **Papel "bueno".** La proteína HDL se une al colesterol libre en exceso y lo transporta al hígado para ser metabolizado y eliminado. Por ello el complejo *colesterol HDL* no participa en la enfermedad y desempeña un *papel bueno.*

- **Papel "malo".** El colesterol unido a la proteína de baja densidad (LDL) puede tener un doble papel, *ambos malos*: *transporta* el colesterol desde el hígado a las arterias actuando como *materia prima;* por otro lado el colesterol LDL en exceso tiene la capacidad de generar *radicales libres* de oxígeno y participar como factor de riesgo en la *oxidación* del propio colesterol y de la materia prima de las otras enfermedades.

Hiperlipemias

El aumento del colesterol y otros lípidos en sangre se denomina hiperlipemia. Según el origen, hay dos tipos: primarias, condicionadas por un factor genético, hereditario, aspecto en el que no podemos influir, pero que nos obliga a extremar las medidas dietéticas para reducir al máximo los alimentos ricos en colesterol; secundarias, causadas por una mala dieta. La alimentación incorrecta debe ser modificada para controlar este importante problema para la salud. El aumento del colesterol LDL va habitualmente asociado al aumento del colesterol total. La concentración de colesterol LDL en sangre no debe superar la cifra de 100 mg/dL y la de colesterol total no debe superar la cifra de 200 mg/dL.

Fuentes de colesterol LDL en la dieta

Introducción

Las principales fuentes del **colesterol LDL** son las siguientes: las carnes ricas en grasas saturadas (rumiantes: vaca, ternera y buey), las llamadas grasas *trans* (aceites de frituras reutilizados, que se emplean en bollería industrial, platos precocinados y frituras de las cadenas rápidas). Los aceites de coco y palma y los aceites refritos entran también en este grupo. En segundo lugar (riesgo también alto) citamos la carne de cordero, cerdo y embutidos, aunque los animales criados al aire libre (ibéricos) tienen menos grasas dañinas al igual que los derivados de estos animales como la leche entera y el queso curado.

Debemos tener en cuenta que la relación entre ingesta de alimentos favorable y el descenso de colesterol es lenta. Cuando se hacen dietas para su control es necesario ser muy persistentes para obtener el resultado deseado.

¿Cómo disminuir la absorción y aumentar la eliminación por el tracto intestinal?

La fibra. Los alimentos ricos en **fibra**, como las frutas y verduras, dificultan la absorción de las grasas y aumentan su eliminación a través del tracto intestinal.

Hábitos. La forma de cocinar puede influir significativamente en el beneficio o daño de los alimentos. Las altas temperaturas (fritos) modifican los enlacen estructurales de las grasas aumentando la proporción de colesterol LDL. Los alimentos hervidos o cocidos son menos dañinos.

Entre los alimentos con alto contenido en colesterol tenemos la carne, el marisco, el huevo y la leche y derivados que tratamos en apartados sucesivos.

LA CARNE

Se denomina carne a los músculos de animales utilizados para la alimentación del hombre y de otros animales. Por extensión, se incluyen también algunas vísceras como el hígado, los sesos y los riñones. Las carnes son alimentos con alto valor nutritivo y ofrecen un sabor muy agradable, por lo que representan un alimento de uso creciente en los países más industrializados.

Historia e investigación

La historia nos enseña que diferentes países y religiones han prohibido hace siglos el uso de determinado tipo de carne y mantienen esa prohibición en la actualidad. A pesar de no disponer de la información actual, han debido asociar la carne a la enfermedad. Citamos algunos ejemplos:

La mayoría de los hindúes no consume carne de vaca, un alimento tabú para el hinduismo que considera sagradas a las vacas.

Los judíos y musulmanes no consumen carne de cerdo. Los textos sagrados en ambas religiones prohíben expresamente su consumo. En lo relativo a los animales terrestres, la Torá, el libro sagrado del judaísmo, solo permite el consumo de rumiantes que tienen las pezuñas hendidas.

Las investigaciones del siglo XX encuentran estrecha correlación entre el consumo creciente de carne y un paralelo incremento de las cuatro enfermedades que nos ocupan.

Contenido en nutrientes

En general, las carnes son alimentos con alto contenido en proteínas, minerales (hierro y zinc) y vitaminas del grupo B, pocos hidratos de carbono, poca agua y poca fibra. El contenido en grasas es alto y es, en general, poco favorable para la salud. Los animales que hacen vida libre en el campo y se alimentan de vegetales (bellota) tienen menos grasa y es menos dañina que la procedente de animales estabulados y que se alimentan de pienso. También es menos perjudicial la carne del músculo limpio de grasa y la procedente de animales jóvenes.

Tipos de carnes

Tenemos tres tipos de carne cada una con unas características y denominación propias, y en general, procedentes de diferentes animales.

- **Carnes rojas**. Protagonistas son los animales *rumiantes*: buey, vaca, ternera. Tienen un alto contenido en *grasas saturadas,* que aumentan específicamente el colesterol LDL. Son, por tanto, el alimento más dañino y más responsable de las enfermedades que nos ocupan. La carne de **cordero** tiene un riesgo de enfermedad próximo a la procedente de los animales rumiantes.

- **Carnes magras o intermedias.** Tienen un riesgo intermedio entre las carnes rojas y las blancas. El animal protagonista en este grupo es el *cerdo*, cuyo contenido en grasas y calorías es alto y, por ello, tiene además el riesgo de favorecer la obesidad. El cerdo que se alimenta básicamente de bellota y vive al aire libre en el campo, como el jabalí, tiene una carne menos nociva que la procedente del animal estabulado.

- **Carnes blancas**. Son las carnes procedentes del pollo, aves y caza. Aumentan el colesterol HDL y reducen el LDL. Son carnes recomendadas para la prevención de las enfermedades y serán tratadas en otro capítulo junto a los pescados.

EL MARISCO

El marisco es un alimento controvertido: es uno de los alimentos más sabroso y rico en proteínas. Puede estar contaminado por bacterias y toxinas de animales muertos y aguas eventualmente contaminadas, que suelen ser resistentes a la cocción, pero pueden ser destruidos por el componente ácido del estómago. Contienen una alta proporción de *colesterol*, más del doble del que se encuentra en la carne magra de ternera. Este contenido contrarresta el posible beneficio que se deriva del aporte de ácidos grasos omega 3.

Tipos de marisco

Hay dos tipos que se diferencian por su constitución anatómica:

- **Crustáceos** (cigala, gamba, cangrejo, bogavante y langosta, entre otros). Tienen esqueleto externo, varios pares de extremidades y dos pinzas delanteras para capturar sus presas.

- **Moluscos.** Hay tres grupos comestibles: *caracoles* (marinos y terrestres), *cefalópodos* (sepia, calamar y pulpo) y *bivalvos* (mejillón, ostras y almejas).

Nutrientes

El marisco es un alimento bastante nutritivo, sobre todo por su contenido en proteínas. Su proporción de nutrientes es la siguiente: **Grasas.** Tiene una proporción de grasas superior a la del pescado que aporta una alta cantidad de colesterol LDL. Aunque en menor proporción contienen también ácidos grasos del grupo *omega 3*. **Proteínas.** Es un alimento muy rico en proteínas, con mayor tejido conjuntivo que el pescado por lo que se digieren peor. Los crustáceos (gamba y otros) tienen todas las proteínas, pero los moluscos son deficitarios en metionina y lisina. Las proteínas de los mariscos, especialmente los langostinos, contribuyen también a aumentar en gran medida la tasa de ácido úrico del organismo. El marisco es pobre en **hidratos de carbono** y solo contiene una pequeña cantidad de glucógeno. Los moluscos, y sobre todo las ostras y almejas, contienen muchas vitaminas y minerales como el hierro y zinc.

Los mariscos proporcionan una buena cantidad de proteínas, son muy sabrosos y apreciados y, aunque contiene ácidos grasos omega 3 no están incluidos entre los alimentos favorables para la salud por su alto contenido en colesterol.

EL HUEVO

El huevo es un alimento muy completo que tiene un alto valor nutritivo. Está considerado como uno de los alimentos más completos de la naturaleza. Tiene dos partes claramente diferenciadas: la yema y la clara.

La yema ocupa la parte central del huevo. Su contenido es muy rico en nutrientes, sobre todo proteínas, grasas, minerales y vitaminas.

La clara está compuesta básicamente de proteínas, sobre todo albúmina y contiene todos los elementos que pueden ser necesarios para la alimentación de un posible futuro embrión, y puede contribuir a la formación de los diferentes tejidos.

Nutrientes. El huevo contiene todos los nutrientes, con excepción de los hidratos de carbono: tiene un alto contenido en proteínas una valoración máxima, mayor que la encontrada en ningún otro alimento, que son de fácil digestión y fácil absorción. Tiene una cantidad moderada de grasas que aportan alto contenido en colesterol, tanto que un solo huevo/día contiene una cantidad de colesterol muy próxima a la máxima necesaria para cada día. Tiene también un alto contenido en vitaminas, con excepción de la vitamina C y una alta cantidad de minerales: unos saludables como el hierro, calcio y oligoelementos (zinc y selenio) que son antioxidantes y otros, eventualmente dañinos como el sodio que, unido al posible incremento al ser cocinado, puede aumentar la tensión arterial.

El huevo tiene un alto contenido en colesterol y moderada cantidad de triglicéridos, participa en la generación de radicales libres y contribuye a la oxidación de la materia prima. Por otro lado aumenta también el nivel de colesterol HDL, pero tomando uno (máximo dos) por semana deja de ser considerado factor de riesgo y está valorado como alimento muy completo con alto valor nutritivo.

LECHE Y DERIVADOS

La leche es uno de las alimentos más completo en nutrientes, incluidos todos los esenciales, aunque la proporción de vitamina C y de hierro es escasa. Tampoco contiene fibra. Tiene una proporción adecuada de proteínas e hidratos de carbono, pero algunas personas pueden tener intolerancia a la lactosa. El contenido de grasas y colesterol es el punto más negativo de la leche, sobre todo la leche de oveja y vaca, que es la más utilizada. Se trata, además de grasas saturadas (más del 60%), las más dañinas por aumentar el colesterol LDL. La cantidad de grasas se reduce considerablemente si se utiliza leche desnatada o semidesnatada. Tiene gran cantidad de vitaminas (principalmente del grupo A y B), pero contiene muy poca vitamina C. Finalmente contiene también buena proporción de minerales, sobre todo calcio, que justifica su indicación especial en los individuos en fase de crecimiento (niños y adolescentes); sin embargo, tiene poco hierro, cuyo aporte debe ser compensado con otros alimentos.

La leche es un alimento muy completo en casi todos los nutrientes, sin embargo, está incluido en la lista de factores de riesgo por su alto contenido en grasas saturadas y la tendencia a aumentar el colesterol LDL, por ello su consumo debe limitarse a niños y adolescentes. Los adultos deben tomar solo leche desnatada y semidesnatada.

Productos lácteos

La Crema o nata de la leche es la parte superior que se separa espontáneamente al dejarla reposar. La casi totalidad del contenido son grasas saturadas y colesterol LDL, por ello es factor de riesgo. La crema batida enérgicamente se separa en dos partes: una es la mantequilla que mantiene una proporción aun mayor de grasas saturadas, la otra es el suero, que no es alimento dañino para la salud. La parte sólida de la leche se denomina cuajada y se puede obtener por dos métodos: a) *natural*, que consiste en dejar reposar el envase de leche hasta que la parte sólida *(cuajada)* ocupa la parte inferior del envase. Contiene una parte importante de las proteínas de la leche y muy poca grasa. b) El otro se consigue añadiendo un componente enzimático, *el cuajo*, y manteniendo el contenido a una temperatura de 35ºC durante varios minutos. La *cuajada* obtenida por este sistema mantiene la crema o nata y parte del suero y, por ello, mantiene los mismos nutrientes que tiene la leche entera y los mismos inconvenientes (grasas saturadas y colesterol).

El queso. Es un derivado de la *leche cuajada* a la que se quita el suero y se somete a un proceso de maduración. Básicamente hay dos tipos de quesos: Fresco, que se obtiene de la leche cuajada por el método de sedimentación, tiene grasa y conserva proteínas, minerales y vitaminas. Por ello, es el derivado saludable desde el punto de vista de la prevención de enfermedades. Entre los diferentes modelos tenemos el queso *de Burgos* y el *requesón o queso del suero*. El otro tipo es el queso madurado o curado, que se obtiene de la leche cuajada a la que se quita el suero y se somete a un proceso de fermentación o maduración. Es un alimento muy nutritivo por ser derivado de leche con todos sus componentes, pero tiene alto contenido en grasas saturadas y en colesterol. Al perder el suero pierde proteínas e hidratos de carbono y durante el proceso de maduración pierde agua y adquiere una mayor concentración de grasas aumentando por ello el riesgo.

El suero. Ocupa, al sedimentar, la parte intermedia del envase de leche que se dejó reposar y contiene proteínas, hidratos de carbono, minerales y vitaminas y es, por ello, un alimento saludable.

El yogur. Es un derivado semisólido que se obtiene de la leche descremada y sometida a un proceso de fermentación. Mantiene los componentes de alto valor nutritivo del suero, por ello se le considera un alimento favorable para la salud.

El helado. Se elabora básicamente de leche, crema o nata, a la que se añaden otros componentes (huevo, chocolate, limón u otros elementos de origen vegetal), que aportan un sabor agradable. Contiene proteínas, minerales y vitaminas y, sobre todo, un alto contenido en grasas saturadas. Afortunadamente se suelen tomar en cantidades pequeñas.

Triglicéridos. Forman otro tipo de grasas existentes en la sangre y pueden, también, contribuir a la enfermedad de las arterias. Se transportan en la sangre por la lipoproteína de muy baja densidad (vLDL). Se consideran cifras normales en sangre hasta 125-130 mg/dL, pero si existe ya enfermedad vascular deben estar por debajo de 100 mg/dL. Una cifra de triglicéridos elevada contribuye a aumentar el daño que causa el colesterol LDL. La fuente más importante de triglicéridos son los llamados *quilomicrones*, que, tras una comida abundante en grasas, se forman en el intestino y pasan a la sangre. El alcohol, en dosis altas, es perjudicial por aumentar también el nivel de triglicéridos, aunque las dosis bajas pueden aumentar el colesterol HDL.

ALIMENTOS QUE AUMENTAN EL COLESTEROL HDL

Introducción

Es deseable una concentración en sangre por encima de 35 mg/dL, pero mejor por encima de 40 mg/dL y es muy bueno tener cifras superiores a 60 mg/dL. Para aumentar estas cifras son aconsejables las dietas y hábitos que forman parte del contenido de este libro, que, al mismo tiempo disminuyen el colesterol LDL. El ejercicio físico aumenta la tasa de colesterol HDL.

Entre los alimentos que aumentan la cantidad de colesterol HDL y están incluidos en las dietas saludables incluimos las carnes blancas y el pescado.

CARNES BLANCAS

Las carnes denominadas blancas proceden del **pollo** (sin piel), **pavo, conejo, aves** y **caza**. No aumentan el colesterol LDL y, como el pescado, aumentan el colesterol HDL y están incluidos en todas las dietas saludables. El aceite ideal para cocinarlas es el aceite de oliva, sobre todo el virgen extra, utilizado a temperaturas inferiores a 90°.

Tienen, además, alto contenido en proteínas, poca cantidad de grasa, contienen minerales (fósforo y potasio) y vitaminas del grupo B. Tienen escaso riesgo y se pueden asociar a otros alimentos: vegetales, cereales, dulces y hierbas para completar platos sabrosos. Se pueden comer sin restricciones.

EL PESCADO

Los esquimales y japoneses que se alimentan básicamente de pescado tienen una escasa incidencia de enfermedades y la tasa más baja, a nivel mundial, de mortalidad por infarto de miocardio y por cáncer. La historia nos enseña que el pescado es un alimento saludable, pero también sabemos que hay aguas contaminadas y que el pescado que se cría en esas zonas puede estar contaminado. Tratamos por separado lo bueno y lo malo del pescado.

Lo bueno del pescado. Los peces son animales que viven en libertad de ejercicio y se alimentan de productos naturales en el río, mar, pantanos y lagos; tienen un valor nutritivo moderado y pueden ser incluidos en cualquier dieta adelgazante; aportan alta proporción de proteínas, que contienen los 8 aminoácidos esenciales para la vida y alto contenido en vitaminas, más que la carne, sobre todo del grupo B. El contenido en grasas es pobre, son mono y poli-insaturadas, digestibles, favorables para la salud y contienen alta cantidad de ácidos grasos omega 3. En conjunto se trata de un alimento con muy buen sabor, que puede asociarse a otro tipo de alimentos (en ensalada, empanadas, queso fresco o mahonesa, en brochetas, en bocadillo, etc). Los pescados criados en piscifactorías tienen una libertad algo limitada y pueden estar alimentados de piensos por lo que no son tan favorables.

Lo malo del pescado es que puede vivir, eventualmente, en aguas contaminadas por sustancias químicas o metales pesados. No contiene vitamina C ni hidratos de carbono. Tiene poco calcio y no se deben comer crudos por riesgo de contaminación por "anisaquis".

Clasificación de los pescados

Aparte de la división en grandes y pequeños, con ventaja de éstos, podemos distinguir dos tipos de pescados: azules y blancos.

- **Pescados azules o grasos.** Tienen alta cantidad de grasa que aporta ácidos grasos omega 3 y buena cantidad de calorías, minerales y vitaminas. Citamos los siguientes: atún, bonito, boquerón, anguila, salmón, arenque, anchoa, sardina, trucha, caballa y pez espada.

- **Pescados blancos o magros.** Tienen cuatro características básicas: poca grasa, menor cantidad de ácidos grasos omega 3 que los azules y más del grupo omega 6, menor cantidad de calorías y alta cantidad de yodo y de vitaminas. Entre otros citamos los siguientes: lubina, rape, lenguado, mero, merluza, bacalao y rodaballo.

Valor nutritivo del pescado

El pescado es muy rico en nutrientes, aunque no contiene hidratos de carbono. Tiene menor proporción de grasas que las carnes, pero son grasas poli-insaturadas con alta proporción de ácidos grasos *omega 3* y son los únicos alimentos procedentes de animales que aportan estos ácidos grasos saludables. El pescado "en bruto" iguala en proporción de proteínas a la carne, pero el llamado pescado *"magro"*, limpio de otras partes, tiene más proporción de proteínas y son más digestibles que las procedentes de la carne, entre las que se incluyen los *8 aminoácidos esenciales* para la vida. Aumenta la cifra de colesterol total igual que la carne, pero la lipoproteína asociada es diferente: LDL la procedente de la carne (dañina) y HDL la procedente del pescado (saludable). El pescado es buena fuente de vitaminas del grupo B, pero no contiene vitamina C y, aunque en pequeña proporción, contiene también vitamina E, que es antioxidante. Finalmente tiene fósforo, pero poco calcio, que se compensa tomando las espinas de los animales pequeños (sardinas pequeñas). El pescado de mar tiene yodo y bastante sodio.

El pescado y las dietas saludables

Una dieta rica en pescado disminuye el riesgo de enfermedades y es unánimemente considerada muy beneficiosa, siempre que se reduzca el consumo de carne y se complete con aumento de alimentos antioxidantes (vegetales, frutas, cereales y legumbres).

MATERIA PRIMA PARA EL CÁNCER

Introducción

El cáncer está alcanzando niveles de epidemia si se continúa con la evolución actual. En el año 2012 se diagnosticaron 14 millones de casos en el mundo y se espera que la cifra alcance los 22 millones para el año 2030. Se calcula que alrededor de un 30 % de los varones y un 20-25 % de las mujeres pueden padecer cáncer a los largo de su vida en España y las cifras van creciendo, sobre todo en mujeres. La incidencia es más elevada en los países industrializados que en los menos desarrollados.

¿Cuál es la causa de este incremento?

No parece que tenga relación con un aumento de la materia prima, sino más bien con un mayor consumo de carnes, alimentos procesados y otros factores de riesgo. En los países pobres están aumentando el número de casos relacionados con infecciones sexuales y hepatitis, que pueden jugar algún papel como veremos en próximos apartados. La mortalidad en nuestro país se acerca mucho a la causada por las enfermedades vasculares.

La materia prima para el cáncer está representada por dos tipos de células, que antes del inicio del proceso maligno están participando en las actividades normales del órgano al que pertenecen:

- **Células precancerosas,** relacionadas con factores genéticos (hereditarios). Como ejemplos podemos citar las células de los pólipos de colon, que eventualmente, bajo los efectos de los radicales libres, mutan y empiezan un proceso de multiplicación descontrolada y las células de las manchas negras de la piel (nevus), que bajo el efecto de la radiación solar se transforman en cáncer de piel (melanoma).

- **Células normales dañadas.** Está generalmente aceptado que, en muchas ocasiones, células normales pueden transformarse en células malignas. Podemos citar, como ejemplo, células del hígado que dañadas por una **infección viral** (hepatitis) o por alcoholismo crónico (cirrosis) y posteriormente oxidadas por factores de riesgo pueden adquirir la condición de células cancerígenas. Del mismo modo células de los diferentes órganos del aparato digestivo pueden hacerse malignas por el efecto continuado de dosis altas y mantenidas de alcohol.

LA MATERIA PRIMA PARA LAS ENFERMEDADES NEURODEGENERATIVAS: ALZHEIMER

Introducción

Las enfermedades neurodegenerativas son un conjunto de patologías que tienen en común la degeneración neuronal progresiva del sistema nervioso central. Existen múltiples enfermedades neurodegenerativas, que se caracterizan por afectar inicialmente, de forma más o menos característica, zonas diferentes del sistema nervioso central (cerebro y médula principalmente). Por ello, los síntomas de inicio puedan ser distintos, lo que permite el diagnóstico. Entre las más conocidas se encuentran: la enfermedad de **Alzheimer**, que afecta inicialmente a regiones temporales, vinculadas con la memoria episódica; la enfermedad de **Parkinson** y la **esclerosis lateral amiotrófica**, que producen diferentes tipos de afectación motora; la **demencia fronto-temporal** y la **afasia progresiva** primaria, que afectan a diferentes zonas de los lóbulos frontal y temporal, produciendo alteraciones de la conducta y/o del lenguaje. Por ser la enfermedad más frecuente, nos centraremos especialmente en la enfermedad de Alzheimer.

La mayor parte de enfermedades neurodegenerativas son más frecuentes con la edad, su frecuencia en la población anciana ha aumentado en los últimos años, y se espera que siga aumentando. Por ejemplo, la enfermedad de Alzheimer es la causa más frecuente de demencia en la actualidad, y afecta al 5% de la población mayor de 65 años y a casi el 25% de los mayores de 85 años.

Tanto la materia prima como muchos de los mecanismos que contribuyen a la degeneración y muerte de las neuronas son aún desconocidos. En general, uno de los hallazgos más relevantes a nivel cerebral es el depósito de una serie de proteínas que se agregan de forma anómala. Estas proteínas son, entre otras, la beta-amiloide, tau, huntingtina, alfa-sinucleína, etc. Una vez formados los agregados de estas proteínas se puede inducir la producción de radicales libres y estrés oxidativo mediante diferentes mecanismos (disfunción mitocondrial, unión a metales, unión a algunos receptores, activación de microglía y neuroinflamación, etc.). Muchos de los mecanismos responsables de estas enfermedades son aun desconocidos; entre ellos citamos factores genéticos (algunas mutaciones o variantes genéticas), lo que hace que la mayoría de ellas no tengan aun un tratamiento curativo, sin embargo, el estrés oxidativo, que tratamos más adelante, juega un papel común tanto en el envejecimiento como en las enfermedades neurodegenerativas. Otros factores están ligados al envejecimiento y algunos son adquiridos como la hipercolesterolemia.

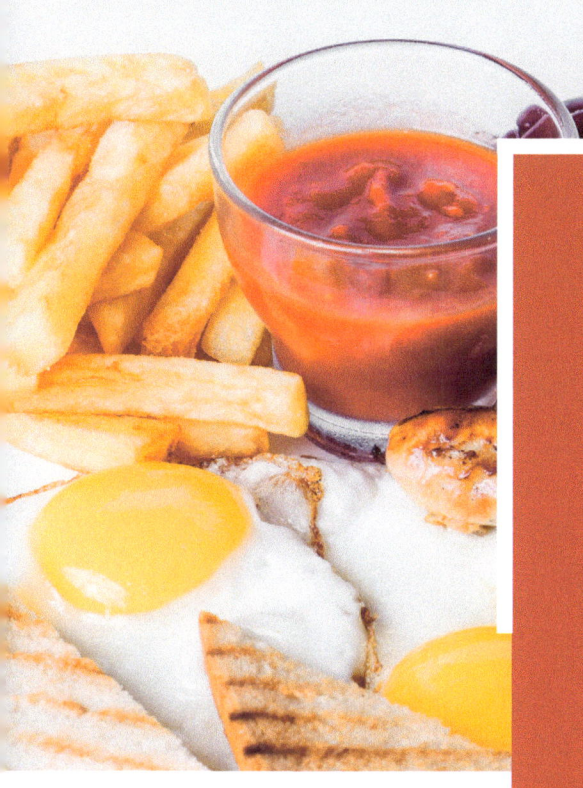

LA CHISPA O CERILLA: OXIDACIÓN

INTRODUCCIÓN

La oxidación es producida por **radicales libres de oxígeno**, generados por los llamados **factores de riesgo**.

Factores de riesgo y radicales libres

El término *factor de riesgo* y su relación con las enfermedades se empieza a utilizar en la segunda mitad del siglo XX cuando se investiga la posible causa del aumento de la tasa de enfermedad coronaria y del cáncer en los Estados Unidos. Los estudios epidemiológicos, el más conocido es el estudio *Framingham,* analizan los factores más prevalentes en las personas que padecen la enfermedad cardiovascular, factores a los que se bautiza con el nombre genérico de *"factores de riesgo"* y que posteriormente se encuentran también asociados a otras enfermedades.

¿Cómo actúan los factores de riesgo?

Los estudios epidemiológicos que establecieron la conexión entre factores de riesgo y enfermedad celular (cáncer, Alzheimer) o vascular (infarto, ictus) fueron seguidos de estudios de investigación que han establecido la siguiente conexión: *factores de riesgo /radicales libres /oxidación /enfermedad.* Citamos algunos de los mecanismos, aun no bien conocidos, que tratan de explicar esta conexión en algunos de los factores más prevalentes:

- **Hipertensión**. Por término medio el corazón envía al sistema arterial, para su nutrición, unas 90.000 emboladas diarias de sangre, que llegan a las arterias a una presión normal de 120-130 mm Hg. En el enfermo hipertenso las emboladas llegan a una presión entre 140 y 200 mm/hg y esa diferencia, mantenida, puede acabar dañando el endotelio de las arterias sobre todo en las bifurcaciones que pueden perder la impermeabilidad y permiten la entrada del colesterol LDL. No está documentado que la hipertensión sea tan dañina para las células (cáncer, Alzheimer) como para el endotelio.

- **Diabetes.** La diabetes condiciona un exceso permanente de glucosa circulante y secundariamente una mayor concentración de glucosa en las células. Los radicales libres de oxígeno generados por el propio organismo reaccionan con el exceso de azúcar de las células produciendo *oxidación*. El organismo está preparado para defenderse cuando las cifras de glucosa son normales, pero cuando existen cifras altas el grado de oxidación adquiere especial relevancia y el exceso de *glucosa oxidada* (proceso en cadena) puede a su vez oxidar el colesterol LDL y otras células para el inicio de las enfermedades. La glucosa tiene, además, un efecto pro-inflamatorio y es alimento preferido por las células pre-cancerosas y por las neuronas dañadas.

- **Obesidad abdominal.** Aparte de favorecer la aparición de otros factores de riesgo (hipertensión, diabetes), la obesidad abdominal genera unas enzimas oxidantes (*citocinas*).

- **El tabaco.** Estudios realizados en el filtro de un cigarrillo fumado han permitido detectar grandes cantidades de radicales oxidantes, que participan activamente en el daño celular.

- **El estrés.** El estrés es responsable de la elevación permanente de unas hormonas (*cortisol, catecolaminas*) que aumentan la tensión arterial y dañan el endotelio al igual que lo hace la hipertensión.
- **Contaminación y radiaciones.** La contaminación del aire que respiramos procedente del tabaco, de la combustión de los motores, del carbón, del ozono y los efectos de las diferentes radiaciones (gamma, ultravioleta, uva, rayos X) aporta gran cantidad de oxidantes generadores de daño neuronal, de células precancerosas y del endotelio.
- **El colesterol LDL,** componente principal de la *materia prima* para el infarto tiene también la capacidad de oxidar al propio colesterol y las células precancerosas y neuronas. Los estudios epidemiológicos asocian el colesterol LDL a la incidencia de las cuatro enfermedades.

RADICALES LIBRES ¿CÓMO SE PRODUCE LA OXIDACIÓN?

Cada molécula de oxígeno tiene dos componentes (*electrones*), de carga negativa. Éstos deben estar engarzados al mismo número de componentes con carga opuesta (positiva), que reciben el nombre de *protones,* para que la molécula de oxígeno sea estable (*molécula saturada*). Por ejemplo, la unión de una molécula de oxígeno a dos moléculas de hidrógeno (H_2O) forma el agua, que es estable. Los electrones libres de las moléculas de oxígeno no saturadas son los llamados *radicales libres de oxígeno*, que circulan buscando protones de otras moléculas a las que dañan para dar lugar al proceso que se denomina oxidación.

Tal como ocurre con la oxidación de las células de nuestro organismo, podemos citar dos ejemplos habituales de *oxidación*, uno en el reino mineral y otro en el vegetal:

Oxidación del hierro. Una pieza de hierro, recién cortada es brillante. Si está expuesto algún tiempo al aire, a la humedad y al agua adquiere un aspecto muy desagradable a la vista (el hierro se *oxida*). Para evitarlo se le recubre con pinturas especiales, que impiden la entrada del oxígeno, misión similar a la que realiza el endotelio de las arterias.

Una manzana con la piel intacta se mantiene en buen estado durante meses. Cuando se *daña la piel* y se permite el contacto con el oxígeno del aire la manzana se pudre (se oxida) en pocos días.

Relación de algunos ejemplos de radicales libres

Mencionamos algunos ejemplos de radicales libres de oxígeno que circulan por nuestro organismo y que necesariamente tenemos que describirlos con terminología muy técnica:

- **Radical superóxido (O_2)**. Tiene radicales de oxígeno no apareados (radicales libres). Aunque su capacidad de reacción es baja, puede causar daño a moléculas con alto contenido en hierro o cobre.

- **Radical hidroxilo (OH).** Uno solo de los dos radicales del oxígeno está acoplado a un radical de hidrógeno y el otro queda libre. Se trata de un radical muy agresivo e inestable que puede oxidar la glucosa, lípidos, proteínas, y otros elementos del organismo.

- **Peróxido de hidrógeno (H_2O_2).** No posee las características propias de los radicales libres, sin embargo, es un oxidante muy potente por sí mismo y que interviene en muchas reacciones con otros radicales.

Origen de los radicales libres de oxígeno

Los radicales libres de oxígeno tienen un doble origen: *endógeno*, generados por el propio organismo y *exógeno*, generados por agentes externos (factores de riesgo).

- **Radicales endógenos.** Están relacionados con determinados procesos metabólicos de elementos del propio organismo, cuya relación es variada y compleja. Técnicamente citamos algunos: sustancias que estimulan la destrucción de leucocitos (fagocitosis); enzimas generadas por diferentes mecanismos como las *oxidasas, mono-oxigenasas, oxidasas solubles*; efectos provocados por la acción de ciertos metales como el *hierro* y el *cobre.*

- **Radicales exógenos.** Podemos citar algunos herbicidas, medicamentos o substancias antiparasitarias, pero la mayoría y sobre todo los más perjudiciales proceden de los llamados *factores de riesgo.*

¿Cómo dañan las células los radicales libres?

El daño causado por los radicales libres puede ser doble:

a) Muerte celular (necrosis) y, en ese caso, no hay posibilidad de reparación.

b) Desintegración de la célula (apoptosis) en diferentes componentes que se pueden reutilizar para recuperarlas, actividad posible en los jóvenes, pero las personas mayores pierden en gran medida esa actividad.

Efecto beneficioso de los radicales libres: daño a virus y bacterias. Los radicales libres, circulantes en pequeñas cantidades pueden dañar los virus y bacterias que nos atacan y, en este caso, son beneficiosos.

OXIDACIÓN PARA EL INFARTO-ICTUS. PLACA DE ATEROMA

1ª) Se inicia con la oxidación del colesterol LDL y la oxidación del endotelio, que se hace permeable y con ello permite el paso del colesterol desde la sangre circulante a la pared de la arteria.

2ª) Cuando el colesterol atraviesa el endotelio entra en contacto con fibras musculares (de la capa media), unos leucocitos llamados **monocitos** y otros componentes que vienen de la capa adventicia.

3ª) Si los factores de riesgo siguen aportando *oxidación,* los monocitos inician un proceso de inflamación con participación de la *glucosa* y otros *factores de riesgo*. Si no intervienen mecanismos protectores la placa crece lenta pero progresivamente y puede cerrar la arteria y provocar el infarto o el ictus.

Oxidación y riesgo de cáncer

El cáncer es una enfermedad multifactorial, en la que, aparte de factores genéticos, participan factores ambientales; factores nutricionales y el excesivo consumo de alcohol, el tipo y cantidad de grasa y hábitos de vida; la cantidad y tipo de actividad física y diferentes tipos de contaminantes, sobre todo el humo del tabaco. que participan directa o indirectamente en procesos fundamentales para el desarrollo del cáncer como son: la reparación del material nucleico, la proliferación de las células tumorales, la regulación hormonal, la diferenciación celular, fenómenos de inflamación y autoinmunidad, apoptosis, ciclo celular y en el metabolismo de los carcinógenos.

Aparte de los llamados factores de riesgo habituales de las enfermedades que nos ocupan, que tratamos en apartados próximos, mencionamos ahora los factores que, según la evidencia científica, se encuentran más relacionados con el desarrollo de determinados tipos de cáncer:

- **Alto consumo de alcohol**, factor relacionado con órganos del aparato digestivo y mama. No se ha hallado conexión con el infarto-ictus, aunque puede causar patologías muy severas en corazón y cerebro.

- El **sobrepeso y obesidad** está asociado también al cáncer de mama y órganos de aparato digestivo y urinario.

- El consumo de **carnes rojas y/o procesadas**: pueden ser afectados varios órganos de aparato digestivo.

- Las **comidas saladas o en salazón** pueden favorecer el cáncer de estómago y pulmón.

- Las **dietas pobres en fibra, frutas y vegetales** también favorecen el cáncer digestivo (colon, recto, boca, faringe, laringe esófago y estómago) así como mama y pulmón.

- Una **actividad física reducida** puede contribuir al desarrollo del tumor de colon, pulmón, mama y endometrio.

Oxidación y expansión del cáncer

Está documentado que los factores de riesgo y radicales libres son los responsables de la oxidación de las células pre-cancerígenas, que estaban *dormidas*, y se pone en marcha un proceso, inicialmente irreversible, de división y proliferación celular, que da lugar al desarrollo del tumor. Es bien conocido el efecto oxidante de un factor de riesgo como el tabaco para poner en marcha el cáncer de pulmón entre otros. De forma especial, contribuyen a este proceso, aparte de la acción continuada de los *radicales* libres, todos los mecanismos que favorecen la inflamación, como son las infecciones y la glucosa. El cáncer invade y destruye los tejidos próximos y, en muchas ocasiones, las células ya cancerosas se desplazan a otros territorios a través de la circulación de la sangre y por vía linfática para iniciar su multiplicación en esos nuevos órganos (metástasis).

La chispa o la cerilla: oxidación

Efecto de la oxidación sobre las neuronas (enfermedad de Alzheimer)

La oxidación de las neuronas acaba condicionando la muerte neuronal, y por lo tanto la neurodegeneración, que es la base de estas enfermedades. Vemos, por lo tanto, cómo los radicales libres y el estrés oxidativo, tan importantes en las enfermedades cardiovasculares tratadas en los capítulos previos, juegan también un papel fundamental en las enfermedades neurodegenerativas.

El riesgo de la chispa o cerilla para el monte es como la oxidación para las neuronas.

La oxidación causada por la circulación de *radicales libres de oxígeno* es muy dañina para *los* órganos cuyas células tienen un alto contenido en ácidos grasos y hierro, que son más sensibles al efecto de los radicales libres. La pérdida progresiva de neuronas (enfermedad neurodegenerativa) afecta a diferentes áreas del cerebro. Cuando afecta a regiones temporales del cerebro se inicia la enfermedad de Alzheimer. Un dato que tiende a confirmar esta conexión es el alto contenido de ácidos *nucleicos oxidados* que se encuentran en los estudios *post-mortem* de enfermos con Alzheimer. Por tanto, el estrés oxidativo se considera relevante en la fisiopatología de la enfermedad de Alzheimer, desde fases precoces. Se ha relacionado con la producción de dos de los elementos clave de la enfermedad, como son las placas de beta-amiloide y los ovillos neurofibrilares de proteína tau, así como con la homeostasis del calcio y la neuroinflamación.

Oxidación y envejecimiento. La oxidación del tejido situado debajo de la piel es la causa de la aparición de arrugas y del aspecto senil del individuo, así como del envejecimiento general de todo el organismo.

Los factores de riesgo vasculares tradicionales como hipercolesterolemia, diabetes mellitus, obesidad, tabaco, etc. también son factores de riesgo para la enfermedad de Alzheimer. Experimentalmente, ha podido demostrarse cómo la hipoxia estimula la neuroinflamación, la producción de beta-amiloide y placas neuríticas, que son los mecanismos patológicos esenciales en la enfermedad. La patología vascular cerebral de pequeño vaso es también un factor de mal pronóstico y puede acelerar el curso de la enfermedad. Por otro lado, la dieta mediterránea o la actividad física podrían ser protectoras frente a la enfermedad de Alzheimer.

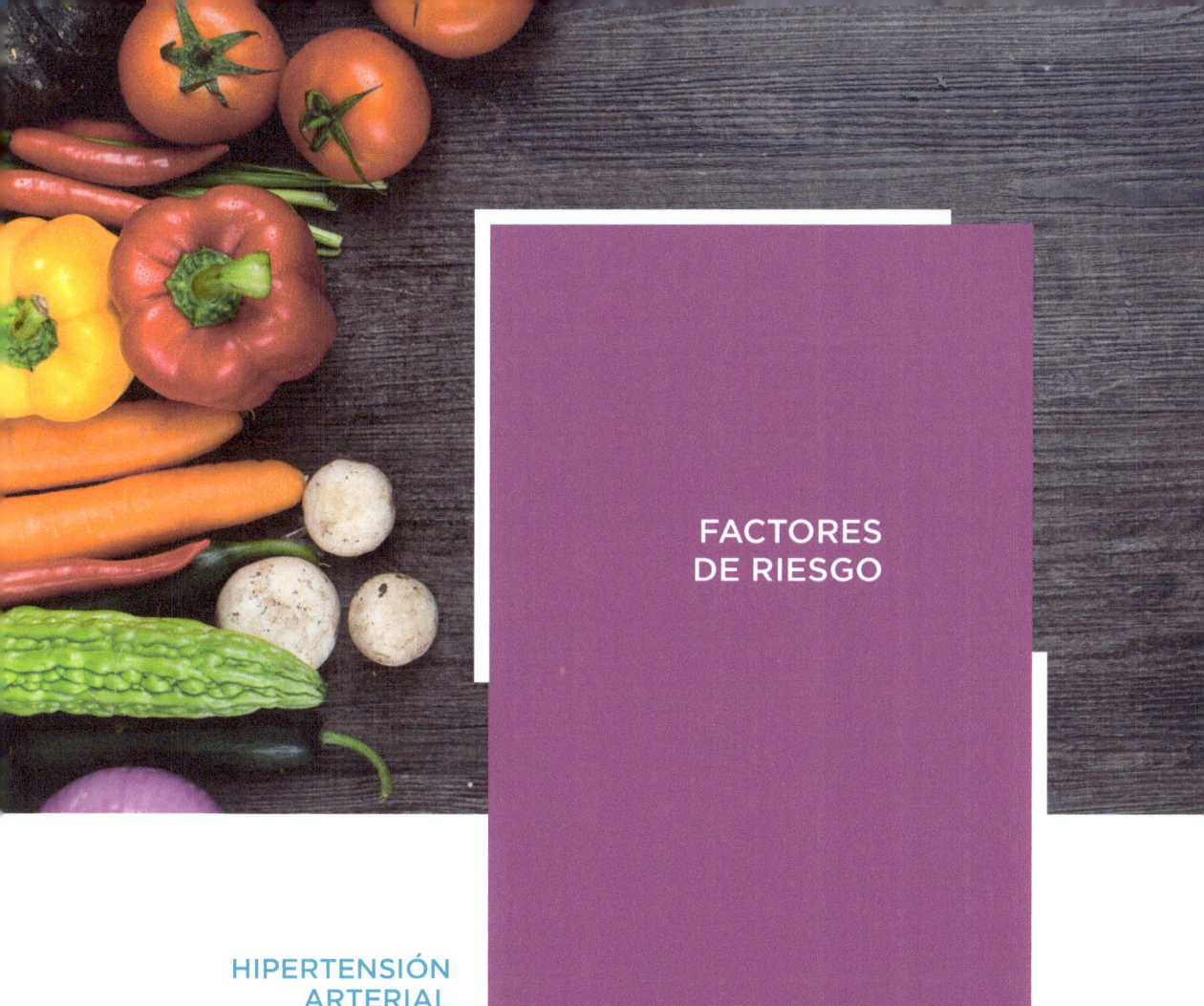

FACTORES DE RIESGO

HIPERTENSIÓN ARTERIAL

La hipertensión arterial ocupa el segundo lugar en la lista de factores de riesgo para la enfermedad vascular después del aumento del colesterol, pero no está documentado que sea factor tan importante para el desarrollo del cáncer. El 80% de los enfermos que han presentado un accidente vascular cerebral son hipertensos y se confirma una alta incidencia de la combinación *hipercolesterolemia-hipertensión* en los que han padecido una enfermedad vascular cerebral o cardiaca. Los estudios de seguimiento coinciden al afirmar que el control riguroso de ambos factores reduce el riesgo de padecer enfermedad vascular en más del 20%.

¿Qué es la hipertensión arterial? Factores que la condicionan

Hablamos de hipertensión cuando la presión a la que sale la sangre del corazón a las arterias supera la cifra de 135 mm Hg (tensión máxima) y cuando la tensión más baja (tensión mínima) se mantiene por encima de 90 mm Hg. Dos factores condicionan la tensión arterial: el volumen de sangre que sale del corazón a las arterias por minuto y el estado de contracción de las *arterias distales,* que tienen fibras musculares circulares cuya contracción dificulta la salida de sangre del árbol arterial a los tejidos.

Proponemos un símil para verlo más claro: La tensión arterial es como la presión a la que está sometida el agua que procede de un depósito, situado en una zona elevada. Cuanto más alto está el depósito el agua sale a una mayor presión. Cuanta más fuerte se contrae el corazón más alta es la tensión. La apertura de la llave del grifo baja la presión del agua. Ocurre igual con la tensión arterial si las arterias distales se dilatan.

Volumen de sangre

El primer factor que hemos citado es el *volumen de sangre* que se contiene en el árbol arterial a cuyo aumento contribuye en primer lugar el *sistema nervioso simpático* y la descarga de catecolaminas, que aumentan la fuerza contráctil del corazón y el número de latidos por minuto. En segundo lugar participa el *exceso de sal* en la alimentación, que retine agua a nivel del riñón y aumenta el volumen de sangre total y en 3º lugar participa la *obesidad,* que obliga al organismo a aumentar el volumen de sangre para alimentar una mayor cantidad de tejidos.

Factores que aumentan la contracción de las arteriolas

Hay varios factores que controlan el estado de contracción de las arterias distales como son, de nuevo: a) el *sistema nervioso simpático,* que favorece la contracción de las fibras musculares de las pequeñas arterias, b) *la sal,* que depositándose en la pared de las arteriolas aumenta la contracción de las mismas. Pueden también participar: c) *el tabaco,* que provoca constricción de las arterias y d) *la edad,* que endurece las paredes de las arterias y las hace más rígidas.

Control de la tensión arterial

Hay dos factores que no podemos controlar: la carga genética heredada y la edad, pero siempre podemos adoptar otras medidas preventivas y terapéuticas como son el *régimen de comidas sin sal o con poca sal* y el *control del peso* y del *estrés emocional* para reducir la actividad del sistema nervioso simpático. El *ejercicio físico* ajustado a la condición física del enfermo (caminar, correr, nadar, ciclismo) reduce la frecuencia cardiaca y ayuda a controlar el sistema nervioso descontrolado. Finalmente *dejar de fumar* es otro factor, que, además ayuda a controlar el riesgo añadido que representa el tabaco.

Hay dos factores habitualmente considerados responsables que no lo son tanto: el *alcohol* salvo en grandes bebedores que tienen obesidad y el *café* aunque supone cierto estímulo del sistema nervioso.

FACTOR DE RIESGO: DIABETES

Todos los estudios epidemiológicos coinciden al considerar la diabetes un importante factor de riesgo vascular y de una gran variedad de tipos de cáncer, sobre todo cuando está asociada a obesidad abdominal. Aproximadamente el 14 % de la población de España es diabética, casi la mitad no está diagnosticada y muchos no están bien controlados. Se considera que 8 de cada 10 diabéticos mueren por complicaciones vasculares y cáncer.

Se define la diabetes como un trastorno del metabolismo de la glucosa por defecto de una hormona, *la insulina,* producida por el páncreas que conduce a un aumento de su concentración en sangre. La glucosa se toma por la ingesta y se absorbe a través del aparato digestivo. El páncreas produce una hormona, la *insulina*, que tiene la responsabilidad de traspasar la glucosa de la sangre a los tejidos a los que aporta los mecanismos energéticos para su funcionamiento y para la actividad física. La glucosa no utilizada pasa al hígado donde se almacena en forma de glucógeno. Cuando los niveles de glucosa en sangre bajan, el hígado libera glucosa a la circulación para mantener los niveles necesarios.

Si los depósitos de glucógeno están saturados la insulina transforma la glucosa no utilizada en ácidos grasos y triglicéridos, que se almacenan en el abdomen, caderas y muslos para contribuir a la obesidad, lo que supone un importante factor de riesgo.

Diabetes como factor de riesgo

El aumento de la cantidad de glucosa en sangre y la resistencia a la insulina pueden causar dos tipos de patología en las arterias: 1) en las arterias medianas o grandes la glucosa reacciona con los radicales libres de oxígeno y se *"oxida"*. Si la cantidad de glucosa *oxidada* es normal el proceso de "oxidación" es controlado por el organismo. Cuando hay exceso permanente de glucosa, el proceso pasa a estar "fuera de control" y se condiciona "oxidación" de la glucosa en exceso y del colesterol LDL, factor que asociado a otros oxidantes incrementa considerablemente el riesgo de que se forme la placa de ateroma y posible trombosis secundaria. La consecuencia es falta de circulación en un área del corazón (angina de pecho-infarto de miocardio), del cerebro (ictus) o de las piernas (claudicación intermitente); 2) en las arterias pequeñas el exceso de glucosa puede causar un daño directo de la pared arterial, que responde con vasoconstricción y una disminución de la llegada de sangre a todos los órganos del cuerpo (*microangiopatía diabética, úlcera diabética*). Son órganos habitualmente afectados el riñón (nefropatía diabética), nervios periféricos (dolor), fondo de ojo (defecto de visión) y zona pélvica (impotencia en el hombre). Otro órgano muy sensible a la patología de las pequeñas arterias es el cerebro y el daño en las neuronas puede contribuir a la enfermedad de Alzheimer.

La diabetes y el cáncer

La principal consecuencia de la diabetes es un aumento permanente del nivel de glucosa en sangre y ha sido aceptado por los investigadores que la glucosa participa en dos procesos: la inflamación, factor favorable para el inicio de la mutación y multiplicación de las células precancerosas. Participa, además, como principal alimento de las células tumorales. La técnica diagnóstica más fiable para diagnosticar cáncer o metástasis incipientes tiene por nombre PET y consiste en inyectar una sobrecarga de glucosa marcada con isótopos. La glucosa circulante va preferentemente a las células cancerosas y lleva consigo los isótopos inyectados que pueden ser detectados por las técnicas radiológicas y permiten localizar el tumor o las metástasis.

Tratamiento y prevención de la diabetes

La diabetes, correctamente diagnosticada, necesita tratamiento dietético "de por vida" y, en la mayoría de los casos, aparte de la dieta, es preciso tratamiento médico. Tan importante como hacer tratamiento médico de la diabetes y el control del colesterol, es preciso controlar otros posibles factores, habitualmente asociados (obesidad, hipertensión y el hábito de fumar)

Una dieta estricta con poco azúcar puede conseguir dos efectos favorables: en la fase de inicio de la enfermedad puede evitar el tratamiento con fármacos; en fases avanzadas de la enfermedad la misma dieta solo permite disminuir el tratamiento médico, pero puede evitar muchas complicaciones.

Consejos generales

El enfermo diabético debe someterse a varias normas generales: debe corregir la posible *obesidad*, sobre todo la obesidad abdominal, factor habitualmente asociado que es, además, factor desencadenante de la diabetes; debe evitar *comidas copiosas* que podrían conducir a elevaciones bruscas de la glucemia y, a cambio, debe organizar la llamada *distribución calórica* de las ingestas (repartir las comidas en pequeñas cantidades durante el día); finalmente, debe hacer *ejercicio físico* (preferentemente al aire libre) de forma regular (al menos 150 min/semana), del que se pueden obtener otras muchas ventajas.

Dieta para diabéticos

La dieta del enfermo diabético debe incluir básicamente los siguientes componentes: carbohidratos complejos: al menos un 50 % del contenido total de calorías debe venir de *carbohidratos complejos*: (legumbres, garbanzos, arroz, patatas, frutas, verduras, cereales y derivados como el pan y la pasta); grasas: deben cumplir el 25 % de las calorías necesarias para el día y deben ser grasas *poli-insaturadas del tipo omega 6* (aceite de girasol, maíz o soja, y frutos secos) y grasas *poli-insaturadas del tipo omega 3* (pescado azul y frutos secos) o grasas *mono-insaturadas,* como el aceite de oliva; *fibra*, que tiene la ventaja de movilizar las grasas y disminuir su absorción a través del aparato digestivo. Son alimentos con alto contenido de fibra soluble: las frutas, legumbres, verduras y vegetales. Las legumbres tienen muy poca glucosa y disminuyen la necesidad de insulina en los diabéticos; proteínas: el total de calorías dependiente de las *proteínas* no debe superar el 15-20 % del total de calorías. Una proporción superior puede favorecer la neuropatía propia del enfermo diabético. Finalmente deben evitarse los carbohidratos de acción rápida (azúcar, sacarosa), que deben aportar menos del 5% del total de calorías. El enfermo diabético tampoco debe tomar mucha fructuosa por su potencial aumento de los lípidos. La sacarina, en principio, no está contraindicada. Alcohol: El alcohol, por su alto contenido de azúcar, puede ser dañino sobre todo para el diabético adulto.

FACTOR DE RIESGO: SOBREPESO-OBESIDAD

Concepto. El peso debe estar proporcionado a la estatura. Hablamos de un peso ideal, sobrepeso y obesidad según el resultado de dividir el peso en kilogramos por el cuadrado de la estatura en metros.

1) Peso ideal = resultado del cociente 18,5-25.

2) Sobrepeso = resultado entre 25 a 30.

3) Obesidad = resultado entre 31 a 40.

4) Obesidad mórbida = resultado > 40.

Otra fórmula, menos académica, pero útil para valorar el riesgo cardiovascular, se basa en la distribución del exceso de peso, que puede adoptar dos tipos según el área en la que se acumula el exceso:

a) obesidad abdominal, con distribución preferente en el abdomen que adquiere la forma de *manzana*. En los hombres la cintura debe medir < 102 cm y en las mujeres < 80 cm. Este tipo de obesidad va asociada a alteraciones metabólicas y tiene especial participación en el fenómeno de la *oxidación* y

b) obesidad periférica (en caderas) que da al cuerpo la forma de *pera*.

Es preocupante el aumento de la incidencia de *obesidad mórbida* en España. Estadísticas de la Sociedad Española de Cardiología muestran un aumento de la incidencia de 1,8 por cada mil habitantes en el año 1993 a un 6,1 en el año 2006.

Dos factores contrapuestos intervienen en el sobrepeso-obesidad: una ingesta excesiva de calorías, que se toman en poco tiempo y para muchos son un placer muy agradable. Suele ser frecuente la tendencia familiar a realizar comidas copiosas y ricas en calorías; en otras ocasiones hay un factor ambiental (problemas en el colegio, trabajo o familia) que se intenta controlar comiendo en exceso. El otro factor es un gasto calórico inferior a la ingesta que se justifica con un comentario muy sencillo: gastar calorías (ejercicio) requiere mucho tiempo y para muchos resulta poco agradable. El ejercicio físico es un buen mecanismo para gastar calorías y el sedentarismo una de las principales causas de obesidad.

Obesidad = factor de riesgo. La obesidad no fue considerada factor de riesgo independiente en los primeros estudios epidemiológicos de Framingham por entender que los posibles efectos perjudiciales eran debidos a las enfermedades a las que está habitualmente asociada (hiperlipemia, hipertensión, diabetes). Las investigaciones posteriores permitieron afirmar que la *obesidad es uno de los más importantes factores de riesgo* por un efecto directo nocivo, sobre todo la *obesidad abdominal,* al generar unas substancias, las *citocinas,* que participan directamente en la oxidación del colesterol LDL y por contribuir a la aparición de otros factores a los que está habitualmente asociada como son: el aumento de *grasas saturadas,* el aumento del *colesterol LDL y los triglicéridos,* la reducción del *colesterol HDL* y aumento de las cifras de *tensión arterial.*

La obesidad como factor de riesgo de cáncer

La obesidad es habitualmente considerada factor importante de riesgo de varios procesos cancerosos y un cierto porcentaje de muerte relacionada. Son varios los motivos:

a) Las personas con obesidad, sobre todo abdominal, son portadoras de varias *hormonas y estrógenos* directamente relacionadas con el cáncer.

b) Los obesos tiene habitualmente *resistencia a la acción de la insulina* que obliga a un exceso de trabajo del páncreas y a la secreción de hormonas potencialmente cancerígenas.

c) El aumento estable de la glucosa en sangre estimula la inflamación.

d) La acumulación de ácidos grasos estimula la *secreción de sustancias* (leptina, interleuquina) que tienen un potente efecto pro-inflamatorio.

Efecto oculto de la obesidad = acumulación de grasas. El dato visible y desfavorable de la obesidad es el aumento de peso y de volumen global del enfermo, pero un efecto oculto es la acumulación de grasas, que ocupan poco espacio, pero cuya eliminación resulta difícil. Por ello, una dieta estricta necesita bastante tiempo para ser efectiva, pues el peso se mantiene durante un período más o menos largo por seguir utilizando las grasas acumuladas.

La obesidad infantil es una de las plagas de nuestro tiempo: estadísticas recientes en 7500 jóvenes de nuestro entorno muestran que la obesidad afecta a un 30% entre 6 y 10 años aunque disminuye al 16,1% de los niños entre 6 y 12, años que se justifica por el aumento de la actividad física a partir de los 10 años.

Tratamiento de la obesidad

Describir el tratamiento de la obesidad es muy fácil, pero seguirlo y conseguir perder peso es muy difícil. Proponemos solo cinco consejos:

1) Dieta equilibrada siguiendo las siguientes cantidades de nutrientes: (50% de grasas no saturadas, 25% hidratos de carbono, 25% proteínas). Es aconsejable tomar un plato combinado (verdura, cereales o legumbres y carne o pescado) y una pieza de fruta de postre. No es cierto un dicho muy común: *"casi todas las dietas fallan"*. Las que fallan son las personas obesas.

2) Dieta hiperproteica. Permite reducir el peso más que ninguna otra, pero no permite adquirir el hábito de mantener una dieta equilibrada.

3) Aumento estable y continuado del ejercicio físico (andar, correr, deportes, gimnasia) y eliminación en paralelo del tiempo que se dedica a ver la televisión desde el sofá. Un ejercicio corto y fuerte es más útil que lento y prolongado y, en todo caso, se debe elegir un tipo de ejercicio que nos permita disfrutar. Si gastamos las reservas de glucosa circulante y de glucógeno hepático, el ejercicio utiliza las grasas acumuladas.

4) Se suele recomendar la toma de uno o dos vasos de agua antes de la comida para reducir la sensación de hambre.

5) El mejor resultado se obtiene mediante una firme fuerza de voluntad para controlar el apetito.

Dieta para el control de la obesidad y prevenir las enfermedades

Una dieta indicada para la obesidad debe básicamente reducir la cantidad de calorías, pero no necesariamente es la indicada como dieta saludable en la que intervienen por un lado la ausencia de grasas saturadas y por otro el número y cantidad de antioxidantes. La dieta ideal para la obesidad y al mismo tiempo para prevención de la enfermedad debe contener pocos carbohidratos y una cantidad moderada de proteínas y grasas saludables (pescado, carne de pollo y caza). Como ejemplo de la dieta anti-obesidad y no necesariamente *saludable* mencionamos un libro de éxito mundial para control de la obesidad, que tiene por título *"Más beicon, menos running (correr)"*.

SÍNDROME METABÓLICO: UN CONJUNTO DE FACTORES DE RIESGO

Historia y definición

El capítulo sobre *síndrome metabólico* no aporta nada nuevo que no esté mencionado en capítulos anteriores, pero la asociación de factores (*obesidad, diabetes, hipertensión, hiperlipemia*) incrementa exponencialmente el riesgo que corresponde a la suma de cada uno de ellos. Además, algunos tienen características especiales, lo que justificó, durante gran parte del siglo pasado, la denominación de **"Síndrome X"**, síndrome con *algo desconocido* que sería responsable del alto riesgo.

La mayoría de los expertos consideran que la causa es genética, hereditaria, pero otros creen que influye especialmente el sedentarismo, el estilo de vida y la dieta inapropiada. La prevalencia en España es cada vez más preocupante y tiende a aumentar en los últimos años. La incidencia, variable según edad y sexo, oscila entre un 15% utilizando criterios diagnósticos más exigentes al 20 % en mujeres y 40% en hombres de más de 55 años cuando se utilizan criterios diagnósticos menos rígidos.

El estudio CLYDIA publicado y patrocinado por la Sociedad Española de Cardiología sobre la prevalencia de enfermedades cardiovasculares en los individuos con síndrome metabólico encontró un porcentaje del 37% (51,5 en los hombres y 31,8 en las mujeres). Según dicho estudio el síndrome tiene el siguiente porcentaje de factores según sexo:

	Hombres	Mujeres
Obesidad abdominal	80	96,6
Hipertensión	77,8	92,2
Diabetes	64,8	70,9
Hiperlipemia	53,4	76,2
Sedentarismo	25,8	39,2

La obesidad abdominal, ya mencionada en las primeras definiciones del *"síndrome X"*, es considerada la principal causa conductora de los demás trastornos a través de mecanismos como: **a)** la liberación de sustancias (interleucinas, citocinas) que aumentan el fenómeno de la *oxidación;* **b)** la resistencia a la acción de la insulina y **c)** los trastornos en el metabolismo de los lípidos.

La diabetes fue considerada enfermedad base del *síndrome X* según los criterios diagnósticos de finales del siglo pasado, aunque, en la actualidad se le concede un papel más secundario.

Dislipidemia. En el síndrome metabólico hay varias alteraciones características de los lípidos: Aumento del colesterol total, aumento del colesterol LDL y mayor oxidación del mismo. Disminución del colesterol HDL. Aumento de los triglicéridos.

La hipertensión arterial es el factor más prevalente en los enfermos con síndrome metabólico (83%) y se citan otros factores como el aumento del *ácido úrico*, *insuficiencia renal*, *tendencia a la trombosis* por aumento del fibrinógeno y tendencia a *la inflamación.*

Tratamiento del síndrome metabólico

El tratamiento del síndrome metabólico podría limitarse al tratamiento de alguno de sus componentes, pero debe ser muy riguroso, agresivo y dirigido a todos los factores a la vez. Una dieta adecuada puede influir en varios factores, no obstante la dieta debe empezar por el control del peso corporal.

Dieta. La dieta debe ser pobre en calorías pero equilibrada, para que el enfermo sea capaz de mantenerla: debe incluir una cantidad pobre-moderada de grasas (poli-insaturadas y ácidos grasos omega 3), rica en proteínas, vegetales y pescados, fibra, fruta, vitaminas y minerales. Debe acompañarse de una cantidad moderada de carbohidratos y pequeña cantidad de alcohol.

Ejercicio físico. El ejercicio debe ser mucho más riguroso que el aconsejado para el tratamiento de la obesidad aislada, pero se debe iniciar con moderación para aumentar de forma progresiva hasta conseguir un cambio total del estilo de vida. Debe utilizar *varios grupos de músculos* en ejercicio al aire libre (paseos, carrera, natación, ciclismo) para incorporar progresivamente ejercicios que utilicen la *fuerza* (peso, resistencia) y la *flexibilidad* (estiramientos de músculos y amplitud del movimiento de las articulaciones). Se debe elegir el tipo de ejercicio que divierta al enfermo. Un ejercicio desagradable acaba por ser abandonado. Se debe evitar el sedentarismo, alcohol en dosis alta, y el tabaco, sin embargo el alcohol en dosis baja es recomendable y es preciso controlar todos los factores asociados

Un fallo muy habitual es el alto porcentaje de incumplimiento terapéutico, en parte justificado por utilizar dietas y hábitos deportivos muy rigurosos con los que el enfermo no está familiarizado y la complejidad de las dietas y tratamientos para controlar las diferentes componentes del síndrome.

Frente a esta situación es prioritario aumentar la educación sanitaria para controlar de forma lenta y progresiva todos los factores de riesgo tanto a nivel individual como a nivel de la sociedad.

FACTOR DE RIESGO: TABACO

El tabaco es uno de los principales factores de riesgo para las enfermedades que nos ocupan según todas las estadísticas de diferentes países. Puede condicionar los siguientes efectos desfavorables, directos e indirectos:

1) Estimula la acción de unos leucocitos (los monocitos) que participan en la reacción inflamatoria dañina para el endotelio de las arterias y para las células precancerosas y participa en la oxidación del colesterol LDL y el daño a las neuronas (Alzheimer y envejecimiento). 2) Aumenta el nivel de colesterol LDL y reduce la cifra de HDL. 3) Provoca el estrechamiento de las arterias. 4) aumenta las cifras de **tensión arterial** y 5) aumenta la frecuencia cardiaca, que junto al aumento de la tensión arterial, obligan al corazón a un incremento del trabajo.

Son muchos los efectos perjudiciales extra-cardiacos: a) incrementa la incidencia de todo tipo de cáncer; b) aumenta el riesgo de enfermedad obstructiva pulmonar crónica y la mortalidad por esta causa; c) aumenta la contaminación atmosférica; d) es factor de riesgo para las neuronas y d) condiciona *"dependencia"* como ocurre con las drogas y el alcoholismo.

Una estadística realizada por la sección de hipertensión de la Sociedad Española de Cardiología aporta los siguientes datos:

- a) La fecha media de aparición del infarto de miocardio en los fumadores se adelanta 12 años en relación a los no fumadores.
- b) La mortalidad por infarto de miocardio en los fumadores mayores de 75 años alcanza un porcentaje del 19 % y es solo del 5,8% en los no fumadores.
- c) Se ha documentado que la incidencia de infarto de miocardio descendió significativamente en los países que **prohibieron fumar** en locales públicos.

Otros órganos afectados por el tabaco son el cerebro (**ictus**) y el pulmón y, además, los efectos dañinos del tabaco afectan también a las personas que conviven con los fumadores (fumadores pasivos).

Tabaco y cáncer

Describir la correlación entre tabaco y cáncer y mencionar las estadísticas que justifican esa correlación nos lleva poco tiempo: el tabaco tiene un papel protagonista en el origen de la gran mayoría de los procesos cancerosos, sobre todo en la casi totalidad de los enfermos con cáncer de pulmón y es responsable de un buen porcentaje de las muertes por cáncer de una u otra localización. Se acepta que más de la cuarta parte de los fumadores adultos van a padecer cáncer a lo largo de su vida.

El humo del tabaco contiene *miles* de substancias tóxicas, de las cuales algunos *cientos* son cancerígenas, entre las que se encuentran elementos utilizados para fabricar venenos, tóxicos utilizados para matar insectos, hacer pinturas, herbicidas, ect. Contiene también CO (monóxido de carbono), el gas que tanto temen los bomberos.

¿Por qué se empieza a fumar?

La mayor parte de los fumadores inician esa actividad durante la adolescencia y suelen hacerlo para sentirse mayores, porque los hermanos o amigos de más edad también lo hacen. Son muy valiosas en esa etapa las campañas de prevención.

Cómo dejar el tabaco

Dice un refrán: *"el hábito del tabaco, en teoría, debería ser el factor de riesgo más fácil de controlar: solo es preciso dejar de fumar",* pero solo en teoría; en la práctica dejar de fumar es una tarea muy difícil, por ello no nos debe sorprender que fallen los métodos para evitar el hábito.

Se debe tomar la decisión firme de dejar de fumar, decisión que debe estar basada en un convencimiento pleno. No son válidas las decisiones tomadas por temores o presiones familiares, sin embargo empiezan a dar resultado las campañas sociales, leyes anti-tabaco, anuncios de riesgo de enfermedades y las campañas en medios de comunicación.

Algunos consejos adicionales

Adquirir un compromiso de forma pública, ante la familia y amigos. Fijar la fecha de mejor situación anímica (vacaciones, viaje de relax, ausencia de problemas de trabajo, etc). Evitar encontrarse con amigos o familiares que siguen fumando. No acudir a fiestas con alcohol y en las que haya fumadores. Hacer más deporte, sobre todo las primeras semanas. Intentar utilizar algún placer o golosina cuando se tengan ganas de fumar.

Otros métodos más sofisticados: Hipnosis. Se han descrito algunos éxitos con este método, pero limitados a personas con determinada mentalidad. Es una terapia que no tiene efectos secundarios y puede ser complementaria a otros métodos. Acupuntura. Consiste en estimular terminaciones nerviosas que potencian la liberación de ciertas substancias que bloquean el efecto de la falta de nicotina. La estimulación mediante láser tiene un efecto similar a la acupuntura y se aplica sobre los mismos puntos, pero es más fácil de realizar. En algunos fumadores puede ser útil el uso de falsos cigarrillos, que aportan un efecto visual iluminando su parte distal y desprenden algo similar al humo del cigarrillo. Además tienen un sabor agradable.

Tratamiento médico. Siempre bajo vigilancia médica se pueden utilizar fármacos que bloquean la nicotina o actúan directamente en áreas del cerebro anulando su efecto. Todos tienen efectos secundarios.

Unidades antitabaco. El fracaso de alguno(s) de los varios métodos mencionados justifica la necesidad de crear unidades "antitabaco" compuestas por diversos especialistas, incluidos psicólogos y personal auxiliar especialmente entrenado.

FACTOR DE RIESGO: EL ESTRÉS

¿Qué es el estrés? El organismo humano y animal tiene la capacidad de reaccionar y buscar soluciones ante una situación desagradable para su bienestar o amenazante para su supervivencia. El individuo busca soluciones al problema planteado, que pueden ser equilibradas, lentas, razonables. Cuando la respuesta es excesiva, desproporcionada, no controlada, se desencadenan estímulos desordenados del sistema nervioso central que conducen a lo que llamamos *"estrés emocional"*.

Es frecuente la estrecha relación entre estrés emocional y el infarto de miocardio o ictus cerebral. Todos hemos conocido ejemplos como los que citamos a continuación: El infarto de miocardio es más frecuente en personas que están viviendo momentos con mayor estrés. La aparición de un infarto tiene lugar en muchas ocasiones coincidiendo con experiencias agudas desfavorables, desgracias, fracasos. Todos conocemos casos de muerte súbita por infarto de miocardio a las pocas horas, o días, de la muerte del esposo, esposa o familiar próximo.

El estrés condiciona estímulos del sistema nervioso simpático y, secundariamente, la descarga de las hormonas del grupo de las catecolaminas, que pueden condicionar arritmias severas como se comprobó en Nueva York tras el ataque a las Torres Gemelas en el registro de los desfibriladores automáticos implantados.

Estrés y cáncer

Durante muchos años se ha considerado al estrés un potente factor de riesgo para el desarrollo del cáncer por varios motivos:

- **a)** Inhibe claramente el *sistema inmune,* que es nuestro ejército vigilante para defendernos frente a los agresores *radicales libres.*
- **b)** Condiciona la liberación a la circulación de hormonas como el cortisol y las catecolaminas, que participan en la inflamación y multiplicación de las células precancerosas.
- **c)** Se considera por unanimidad que evitar y controlar el estrés es una eficaz medida anti-cáncer.

Hay dos modalidades de estrés: **a) agudo**, causado por una emoción fuerte y **b) crónico**, habitual en ciertas personas que están siempre *de mal humor,* se muerden las uñas, tienen llanto fácil o risa descontrolada, cefalea, insomnio, alteraciones digestivas, ansiedad, etc.

Dos principales respuesta frente al estrés

Si observamos el comportamiento de las personas supervivientes a una catástrofe podemos observar dos tipos de respuesta:

Respuesta "A": unos gritan, lloran, dan saltos (respuesta "A"), que es la consecuencia de un gran estrés, no controlado, que se acompaña de un aumento de la frecuencia cardiaca y de la tensión arterial, arritmias cardiacas, etc.

Respuesta "slow" = "lenta", están asustadas, semi-mareadas, no se mueven (respuesta "slow"). Tienen frecuencia cardiaca lenta y tensión arterial baja.

Las personas que van a tener un infarto de miocardio inmediato o en los días siguientes pertenecerán al grupo "A", en las que el sistema nervioso simpático es el sistema dominante y responsable del estrés.

Cómo controlar el estrés

La respuesta es doble:

Lo que no se debe hacer. No es recomendable acudir a hábitos como el alcohol, tabaco, chocolatinas o medicamentos. No se trata de una enfermedad que se cura con medicamentos como una amigdalitis. Se trata de una realidad que hay que afrontar empezando por reconocerla. No se debe comer en exceso, ni tampoco dejar de comer (el cerebro necesita alimento). Es útil una dieta rica en vitaminas, frutas y verduras, que dificultan la liberación de radicales libres y la vitamina B que es nutriente del sistema nervioso central.

Soluciones al estrés. El primer paso es reconocer el estrés y adoptar una respuesta *slow* ante los acontecimientos adversos. Pueden ser útiles aplicar entre otras las siguientes medidas: **a)** buscar siempre algo positivo en cada situación, **b)** ver siempre el vaso *"medio lleno"* en lugar de *"medio vacío"*, **c)** utilizar técnicas de relajación (yoga o similar) y ejercicios gimnásticos ("pilates" o similar) o algún tipo de deporte, **d)** utilizar musicoterapia, dado que la música es relajante y mejora aspectos sociales, psicológicos y biológicos, y **e)** eventualmente se puede hacer tratamiento psicológico, acompañado con sedantes suaves y, en ocasiones, utilizar animales de compañía que ayudan a controlar la soledad.

DROGAS: COCAÍNA Y OTROS TÓXICOS

Se denominan drogas a las sustancias que tienen tres efectos característicos: **1)** su consumo repetido condiciona dependencia de la que, en ocasiones, es difícil salir; **2)** aportan una sensación inicial placentera y agradable; **3)** el principal efecto inmediato es estimulante del sistema nervioso central con alteración del juicio, comportamiento y ánimo de las personas. El alcohol puede ser incluido en el capítulo *drogas* cuando se consume en cantidades moderadas-altas y durante un tiempo prolongado, sin embargo su uso controlado puede ser beneficioso. Los efectos de las drogas son similares a los condicionados por el stress. La principal diferencia es la intensidad del efecto. Aunque el estrés puede tener un efecto intenso, las drogas, dependiendo de la dosis, pueden tener un efecto mucho más intenso, que puede conducir a la muerte.

Drogas, edad y problema social

El efecto de las drogas es mucho más intenso en los jóvenes (menos de 40 años) en los que representa, según estadísticas, el segundo motivo de ingreso hospitalario en nuestro país y cierto porcentaje de mortalidad, que acaba generando un importante y preocupante problema social.

Efecto de las drogas sobre el corazón y cerebro

Los efectos sobre el corazón son similares a los que causa el estrés, que hemos descrito en el apartado anterior: estimulación del sistema nervioso simpático y gran descarga de catecolaminas, con las siguientes consecuencias: aumento de la frecuencia cardiaca, de la contractilidad del músculo cardiaco y de la tensión arterial. A diferencia del estrés, la población afectada suele ser joven y no es habitual el infarto de miocardio o el ictus.

Otros efectos dañinos. Las drogas, sobre todo la cocaína, es un potente estimulante de la coagulación y pueden contribuir a la formación de trombos intra-arteriales, que pueden causar infarto-ictus.

Drogas y cáncer

No hay estudios epidemiológicos que asocien las drogas con el cáncer, salvo el alcohol en dosis altas y mantenidas, que está considerado un factor de alto riesgo de cáncer en varios órganos del aparato digestivo.

Tratamiento de la drogadicción

A diferencia de otros factores de riesgo, el tratamiento debe ser dirigido por equipos especializados (unidades antidroga), debido a la dificultad de bloquear el efecto de la dependencia y por la necesidad de plantearse un tratamiento a largo plazo.

DOBLE PAPEL DEL ALCOHOL. Importancia de la dosis

El alcohol, a dosis bajas, está considerado beneficioso y saludable y, como tal, lo tratamos en el grupo de los antioxidantes. Consumido en cantidades altas y de forma continuada y prolongada adquiere el calificativo de droga por la posibilidad de condicionar dependencia y, además, puede causar daño en diferentes órganos por diferentes mecanismos:

Daño en el hígado. El alcohol es metabolizado en el hígado. Una ingestión continuada y abundante supone un trabajo excesivo de las células del parénquima hepático (hepatocitos) que puede terminar en la enfermedad denominada *cirrosis hepática* y la posibilidad de transformarse posteriormente en células cancerosas.

Daño en el corazón. El alcohol, tiene un efecto dilatador inmediato sobre las arteriolas de todo el organismo, aumento de la frecuencia cardiaca y del volumen de sangre circulante. Todo ello conduce a un aumento del trabajo cardiaco y la posibilidad de causar insuficiencia cardiaca.

Alcohol y cáncer en aparato digestivo. Ingestiones altas y continuadas de alcohol pueden causar inflamación de la mucosa en todos los órganos del aparato digestivo y pueden llegar a ser un factor de riesgo de cáncer.

Alcohol y obesidad. El alcohol tiene una alta cantidad de calorías y puede ser uno de los alimentos que contribuye a la obesidad.

Alcohol y mortalidad. Podemos resumir este apartado afirmando que a) la mortalidad aumenta significativamente en los grandes consumidores, b) por el contrario la mortalidad disminuye en los que beben diariamente poca cantidad.

FACTOR DE RIESGO: CONTAMINACIÓN

La contaminación es un importante mecanismo de enfermedades. Parte de los elementos contaminantes que vamos a tratar en este capítulo están relacionados con factores de riesgo mencionados en capítulos previos y pueden ser, en ocasiones, un riesgo difícil de controlar. Las autoridades sanitarias son cada vez más sensibles frente a este problema. La contaminación es siempre dañina para las células y tiende a provocar *oxidación* celular, por ello, debe evitarse siempre que sea posible. En todo caso son pocos (*humo del tabaco y radiaciones nucleares*) los que aisladamente nos pueden atacar con suficiente concentración para ser considerados factores de riesgo propios. Mencionamos varios contaminantes en los apartados siguientes:

El aire que respiramos

El aire está cada vez más contaminado por elementos tóxicos de variadas procedencias:

- Los habitantes de las grandes ciudades tienen que soportar los tóxicos procedentes del humo de los coches, sobre todo de los modelos diesel.
- Las poblaciones situadas cerca de las industrias del carbón y petróleo y las ciudades que los utilizan para uso doméstico (calefacción) soportan una alta contaminación (por ejemplo las nubes negras que cubrían la ciudad de Londres a mitad de pasado siglo por la calefacción con carbón).
- Con demasiada frecuencia zonas amplias de una población urbana o rural son desalojadas por la concentración de tóxicos como el bisfenol, hidrocarburos, polivinilos procedentes de incendios de almacenes de plásticos o ruedas de coches.
- Se consideran tóxicos los hidrocarburos aromáticos procedentes del cocinado de carnes o pescados a altas temperaturas (con mención especial de barbacoas, parrillas y fritos).
- Mención especial dedicamos a la contaminación procedente del humo del tabaco para los fumadores activos y también para los pasivos. En el humo del tabaco se encuentran miles de substancias tóxicas entre las que podemos mencionar venenos como el arsénico, material de explosivos como el amoniaco, nicotina, metales pesados, etc.

Alimentos contaminados

Son muchos los alimentos que pueden contener elementos tóxicos procedentes de: a) animales que reciben piensos especiales para aumentar el peso; b) pescados que viven en zonas de vertidos que contienen *dioxinas* o *metales pesados*; c) vegetales cultivados en terrenos donde se utilizaron *pesticidas, insecticidas o nitratos fertilizantes.* d) El agua que bebemos puede estar contaminada y, como mal menor, la tomamos con cloro, que es también un contaminante. Es preferible el consumo de verduras de huertas particulares y aguas de manantial libre de cloro.

Radiaciones de todo tipo

Existen diversas formas de contaminación radiactiva en nuestro contorno:

- Nucleares. Como ejemplo recordamos el desastre vivido a finales del siglo XX por el escape nuclear de Chernóbil que supuso la fuga de gases tóxicos como el radón y la contaminación por yodo radiactivo, que todavía están sufriendo los pueblos afectados.
- Radiación electromagnética. Se liberan radiaciones de este tipo desde los generadores de radiofrecuencia y teléfonos móviles cuando se utilizan con mucha frecuencia.
- Radiación solar. Una dosis alta de radiación solar, tomada en horas punta puede condicionar el desarrollo de algunos tipos de cáncer (melanomas).
- Las radiaciones por rayos X, rayos gamma y ultravioleta tienen capacidad de causar *oxidación*, aunque es necesario un tiempo de exposición prolongado.
- La contaminación laboral puede ser tóxica para los trabajadores en industrias del carbón, caucho, perfumes, pinturas y para los bomberos y trabajadores que tienen contacto con plomo, amianto (pintores, entre otros).
- Consumidores de productos de belleza. Citamos entre ellos los siguientes: perfumes, cosméticos, cremas solares, tintes, desodorantes, champús y tatuajes.

Estamos expuestos a un ataque continuado de múltiples contaminantes pero, solo excepcionalmente, tienen la suficiente concentración para provocar enfermedad. En todo caso, debemos evitar el contacto con estos y otros factores de riesgo (carga oxidativa) y siempre tenemos la oportunidad de protegernos con otros elementos de signo contrario: los antioxidantes que presentamos en próximos capítulos.

DOBLE PAPEL DE LA GLUCOSA

Alimento muy útil. La glucosa aporta un alto contenido en calorías de fácil y rápida utilización, por ello es alimento muy recomendado en niños y adolescentes que tienen una vida físicamente activa y en los deportistas de cualquier edad, sobre todo antes de un esfuerzo intenso. Sin embargo en las personas de vida sedentaria puede ser considerada como alimento *no saludable*, que debe tomarse con moderación por los siguientes motivos:

a) Aporta un alto grado de calorías que contribuyen al incremento del peso y favorecen la obesidad.

b) Participa en el desarrollo y mantenimiento de la diabetes que es factor de riesgo para las 4 enfermedades.

c) La glucosa que no se consume pasa al hígado donde se almacena en forma de glucógeno. Cuando los depósitos de glucógeno están saturados, la nueva ingesta de glucosa que no es utilizada pasa a formar parte del almacén de ácidos grasos en caderas y barriga, que son componentes desfavorables.

d) Es alimento preferido de las células cancerosas y neuronas degeneradas como se demuestra con la técnica radiológica denominada PET, que consiste en inyectar glucosa con isótopos para el diagnóstico del cáncer incipiente, metástasis o patología neurodegenerativa. La glucosa inyectada circula directamente al lugar donde se localizan las células cancerosas o neuronas dañadas llevando consigo el isótopo que es fácilmente detectado por la técnica radiológica.

Por ello, el consumo de glucosa, sin ser factor de riesgo primario, es restringido en todas las dietas saludables.

TRIPLE PAPEL DEL COLESTEROL

1.- El Colesterol es componente necesario para muchas actividades vitales de nuestro organismo.

2.- Como materia prima. Los estudios epidemiológicos han asociado el colesterol LDL al infarto-ictus y la investigación demostró su participación como principal materia prima para la formación de la placa de ateroma que inicia estas dos enfermedades. Hemos comentado que bajo la influencia de los factores de riesgo-radicales libres de oxígeno el colesterol penetra en el endotelio de las arterias para iniciar en la capa media de las mismas el proceso de formación de la placa de ateroma hasta, eventualmente, llegar a obstruir el vaso y dejar sin circulación el área correspondiente (infarto).

3.- Colesterol como factor de riesgo. La investigación epidemiológica también ha documentado una estrecha correlación entre niveles altos de colesterol LDL y la incidencia de cáncer y degeneración neuronal. Ello es debido a que el colesterol LDL también puede comportarse como **oxidante** de las células precancerosas y neuronas.

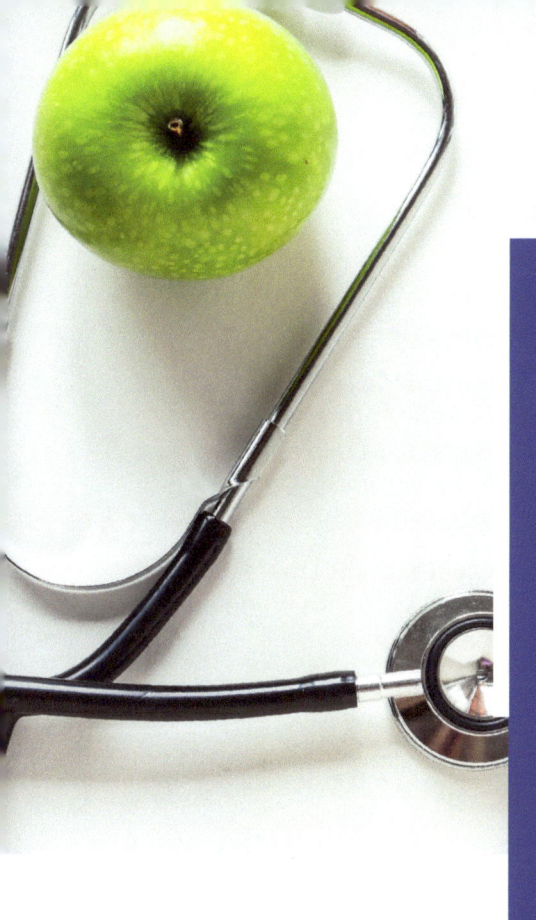

PREVENCIÓN INSTITUCIONAL E INDIVIDUAL

Más importante que curar es prevenir la posibilidad de enfermar. Prevención se define habitualmente como el método para evitar los factores de riesgo y radicales libres responsables de la *oxidación* de la *materia prima.* Debemos añadir que tan importante es *evitar* malos alimentos y hábitos como acumular la mayor cantidad posible de alimentos y hábitos saludables (los antioxidantes) que trataremos en próximos capítulos. Existen dos métodos para llevar a cabo la prevención de las enfermedades que nos ocupan: a) prevención institucional y b) prevención individual.

Prevención institucional

Se refiere al método que siguen los diferentes gobiernos para beneficio de toda la población. Un ejemplo de prevención institucional ha sido la campaña de prohibición del tabaco en lugares públicos, que condujo a una clara disminución de enfermedades y de la mortalidad en los años posteriores. Podemos resumir la prevención institucional de las enfermedades en las siguientes posibles actuaciones:

- **Mejoría de la sanidad nacional.** La mejoría de la sanidad nacional y de las técnicas terapéuticas especializadas (por ejemplo, técnicas de dilatación de las coronarias, el diagnóstico precoz y eficaz tratamiento del cáncer) contribuyen en gran medida a disminuir la mortalidad.
- **Mejoría de las técnicas diagnósticas.** Detectar precozmente la existencia de metástasis (técnica radiológica PET) facilita y adelanta el tratamiento para evitar las patologías más severas.
- **Detección precoz de los factores de riesgo.** Las experiencias ganadas en los últimos años favorecen las campañas para detectar precozmente y corregir los factores de riesgo antes de la aparición de la enfermedad.
- **Cambiar el estilo de vida** es una meta a alcanzar junto con un mayor consumo de alimentos *antioxidantes* y hábitos saludables.

¿Por qué fracasan los programas de prevención? Posible solución

El Dr. Valentín Fuster defiende que la principal causa del fallo de las campañas para prevenir la enfermedad cardiovascular está en la falta de seguimiento y de continuidad de los protocolos de prevención, por ello algunos países (Estados Unidos entre ellos) están iniciando campañas de prevención en la escuelas en base a que las enseñanzas para modificar el estilo de vida deben *iniciarse en la edad escolar.*

Prevención individual

1ª) Detección y control de los factores de riesgo. La estrategia de detección y control de los factores de riesgo tiene una misión doble:

Identificar todo individuo con *riesgo elevado,* sobre todo cuando están presentes varios factores. Para ello se pueden utilizar las llamadas *tablas de riesgo cardiovascular.* Todos los estudios epidemiológicos coinciden en señalar que los factores que hemos descrito en páginas anteriores son los desencadenantes de las enfermedades que nos ocupan en este tratado. Todo factor de riesgo debe ser controlado.

¿Cómo nos enteramos del riesgo? El mecanismo habitual es a través de la consulta médica de atención primaria, pero la falta de tiempo del profesional correspondiente y la masificación de la consultas puede impedir que el enfermo sea suficientemente informado. Por ello, debemos conocer las *escalas de riesgo* para buscar solución a este importante problema.

2ª) Cálculo del riesgo. El cálculo del riesgo se expresa en cifras que oscilan entre el 1% y el 25%. Esto supone que entre 1 y 25 de cada 100 individuos con los mismos factores van a morir antes de 10 años. Con ligeras variaciones entre sí, se han publicado varias *escalas de riesgo* que indican la mortalidad según la edad y el número y tipo de los factores presentes. Presentamos algunos ejemplos de la escala de la Sociedad Europea de Cardiología para la patología cardiovascular en edades entre 40 y 65 años y factores de riesgo como el tabaco, sexo, hipertensión y el colesterol, que parcialmente pueden ser aplicables a otras enfermedades:

- **A los 40 años**, la hipertensión, el aumento del colesterol y el tabaco no influyen en el riesgo de una mujer y representan una mortalidad del 2% en los hombres.

- **Mujeres de 65 años**. La hipertensión incrementa el riesgo del 1 al 4% si el colesterol es normal y del 2 al 7% si el colesterol está muy alto. El tabaco duplica el riesgo en cada situación.

- **A esa misma edad** (hombres). Si el colesterol es normal, la hipertensión sube el riesgo del 2 al 8% y si la hipertensión y el colesterol están elevados el riesgo sube del 5 al 14%. En todas estas situaciones el tabaco duplica el riesgo.

- En edades intermedias los porcentajes de riesgo ocupan situaciones intermedias.

- Tomando solo los extremos, podemos afirmar:

    Una mujer de 40 años, sin factores de riesgo, no va a tener enfermedad vascular mortal antes de los 50.

    Un hombre de 65 años, sin factores de riesgo, tiene un 2% de posibilidades de morir de enfermedad vascular antes de los 75, pero si es fumador, con hipertensión severa y altos niveles de colesterol, el riesgo de morir sube al 26%.

Dietas que previenen las enfermedades

Una buena forma de prevención individual es seguir las dietas para el control de cada uno de los factores de riesgo y las dietas generales recomendadas en las últimas páginas de este tratado..

Hábitos que protegen frente a la enfermedad. Es favorable practicar y familiarizarse con los siguientes:

- Tomar alcohol en dosis baja al tiempo de suprimir el tabaco y el estrés.
- Hacer ejercicio físico por sus efectos beneficiosos: descenso del colesterol LDL, aumento del colesterol HDL, disminución del peso y de la tensión arterial y descenso de la frecuencia cardiaca.
- Evitar todo tipo de contaminación.

Alimentación y hábitos para la prevención del cáncer

La Fundación Mundial para la Investigación del Cáncer (WCRF en inglés) propone los siguientes hábitos saludables de vida para ayudar a reducir el riesgo de padecer cáncer:

- Reducir el consumo de bebidas alcohólicas (no más de dos bebidas de etanol de hasta 15 gr al día para los hombres y una para las mujeres).
- Evitar el consumo de comidas y bebidas azucaradas con alta cantidad de calorías.
- Limitar la ingesta de carne roja y evitar las carnes procesadas (en salazón, ahumadas o curadas). Se recomienda consumir menos de 500 gr de carne roja (ternera, cerdo, cordero) a la semana.
- Limitar el consumo de sal o comidas en salazón.
- Seguir una dieta balanceada y variada, como la mediterránea, que incluya vegetales, verduras, fibra y pescado. Debe contener unos 400 gr/día de frutas y vegetales y, al menos, una ración de cereales.
- Mantener una actividad física activa.

Si se lograse que la población siga estos sencillos consejos dietéticos y hábitos de vida saludables, la Agencia Internacional para el Estudio del Cáncer estima que se pueden evitar hasta el 30% de los tumores más frecuentes.

La prevención para evitar el cáncer, tanto a nivel individual como institucional, se debe centrar en el control riguroso de los factores de riesgo. Un aspecto que no se tiene mucho en cuenta es evitar los diferentes tipos de contaminantes y seguir, a cambio, unos hábitos saludables y una alimentación rica en antioxidantes.

Prevención de las enfermedades neurodegeneraivas

¿Es posible la prevención? Aunque existen antioxidantes endógenos, con el paso de los años la balanza tiende a inclinarse del lado de la oxidación. Es necesario, por ello, buscar anti-oxidantes exógenos.

En el caso de las enfermedades neurodegenerativas, la prevención va dirigida a favorecer la salud general y especialmente la salud vascular; y, por otro lado, aumentar la reserva cognitiva, que tratamos en el apartado próximo.

¿Cómo enfrentarse a los factores de riesgo?

En primer lugar, es necesario controlar los factores de riesgo vasculares: la tensión arterial, la hipercolesterolemia, la diabetes, la patología coronaria, la obesidad, el tabaco, etc.

En segundo lugar, es necesario controlar el estrés oxidativo y los radicales libres. Para ello es útil una dieta apropiada y el vino tinto a bajas dosis por su contenido en micronutrientes como el resveratrol, por los efectos neuroprotectores detectados en estudios experimentales.

Y, por último, es necesario aumentar la reserva cognitiva y neuronal.

Los Superragers

La ausencia de un tratamiento curativo en la mayoría de las enfermedades neurodegenerativas, una vez establecidas, resalta aún más el papel de la prevención. Algunos estudios se han centrado en los denominados *"superagers"* (superviejos), esto es, aquellos ancianos (habitualmente más de 80 o 90 años) que mantienen unas condiciones óptimas de salud y calidad de vida desde el punto de vista físico y cognitivo. Aunque es normal que la capacidad de memoria vaya disminuyendo con el progreso de los años, incluso en personas sanas, algunas personas mantienen capacidades cognitivas superiores, con un menor declinar. ¿Qué tienen de particular estas personas "*superagers*"? Diferentes trabajos de investigación se han centrado en estudiar qué factores clínicos, genéticos o de estilo de vida se asocian a estas personas. En dichos estudios, generalmente, se ha enfatizado la importancia de los estilos de vida, por encima de factores genéticos. Aunque los factores genéticos también serían relevantes, la influencia del estilo de vida sería mayor. En este sentido, aspectos dietéticos, como seguir una dieta mediterránea con aceite de oliva, tendrían efectos cognitivos beneficiosos. De forma similar, también el ejercicio físico, el ejercicio cognitivo y la actividad social serían favorables. Gran parte de los beneficios de estos mecanismos para la prevención del envejecimiento o conseguir que éste sea lo más saludable posible se consigue mediante la prevención y control del estrés oxidativo.

La reserva cognitiva

Se define como una serie de mecanismos generales que utiliza el cerebro para "retrasar" o "resistir" ante enfermedades neurodegenerativas y cualquier otra enfermedad neurológica. El concepto de reserva cognitiva se refiere a un conjunto de factores personales y ambientales que determinan la capacidad con que el cerebro es capaz de resistir una enfermedad antes de que los síntomas se manifiesten y que los síntomas sean menores de lo esperado.

Existen dos tipos de reserva cognitiva: **pasiva** y **activa**. La primera se refiere a las redes neuronales ya existentes, definidas a lo largo de la vida de una persona, y permiten "resistir" mejor al daño producido por la enfermedad. El segundo tipo implica la incorporación de nuevas redes y nuevos circuitos para sustituir a los que han sido dañados por la enfermedad. De este modo, se podría lograr una "compensación".

Uno de los estudios más clarificadores que apoyaron la existencia de la reserva cognitiva fue el realizado en una congregación de monjas católicas en Estados Unidos. Los investigadores analizaron el nivel cultural de las hermanas de la congregación y pudieron observar cómo la prevalencia de enfermedad de Alzheimer clínica, pero no histopatológica, fue mayor en aquellas hermanas con un menor nivel cultural. Estudios posteriores de neuroimagen realizados con tomografía de emisión de positrones han podido confirmar la importancia de reserva cognitiva. Al comparar pacientes con mayor y menor reserva cognitiva en una fase clínicamente similar de la enfermedad de Alzheimer encontraron que aquéllos con mayor reserva tenían un mayor daño en la neuroimagen. Es decir, aunque la enfermedad esté más avanzada, se comportan como si estuviesen en una fase menos grave. Por lo tanto, la reserva cognitiva puede regular y retrasar el momento de aparición de una enfermedad neurodegenerativa como la enfermedad de Alzheimer. En ocasiones, sin embargo, una vez que aparece, el curso clínico puede ser más acelerado, al encontrarse en una fase evolutiva más avanzada.

Aparte de la enfermedad de Alzheimer, el concepto de reserva cognitiva ha podido ser demostrado en todo tipo de enfermedades neurológicas que cursan con deterioro cognitivo como el ictus, la enfermedad de Parkinson, la esclerosis múltiple y el traumatismo craneoencefálico.

¿Qué factores influyen en la reserva cognitiva? ¿Puede incrementarse?

Hay múltiples factores que influyen en la reserva cognitiva como la educación, la profesión, los idiomas, las aficiones, la alimentación, la actividad intelectual y la actividad física. También se ha intentado relacionar con algunos factores genéticos.

Lo más interesante de la reserva cognitiva es que gran parte de los factores mencionados son modificables. Dicho de otro modo, dependen de cada uno y, por lo tanto, la reserva cognitiva individual puede incrementarse. Aunque la educación recibida en los primeros años de vida o la profesión juegan un papel relevante, hay otros factores que pueden modificarse a cualquier edad de la vida como: la lectura, el ejercicio de la música, la práctica de actividades artísticas, hablar varios idiomas, juegos intelectuales (cartas, ajedrez, sudokus, etc.), o la práctica de deportes. Es importante realizar actividades de forma rutinaria, pero también es importante que no sean siempre las mismas: el estímulo cognitivo que produce una actividad muy rutinaria es escaso; el estímulo que suponen actividades cambiantes es mayor.

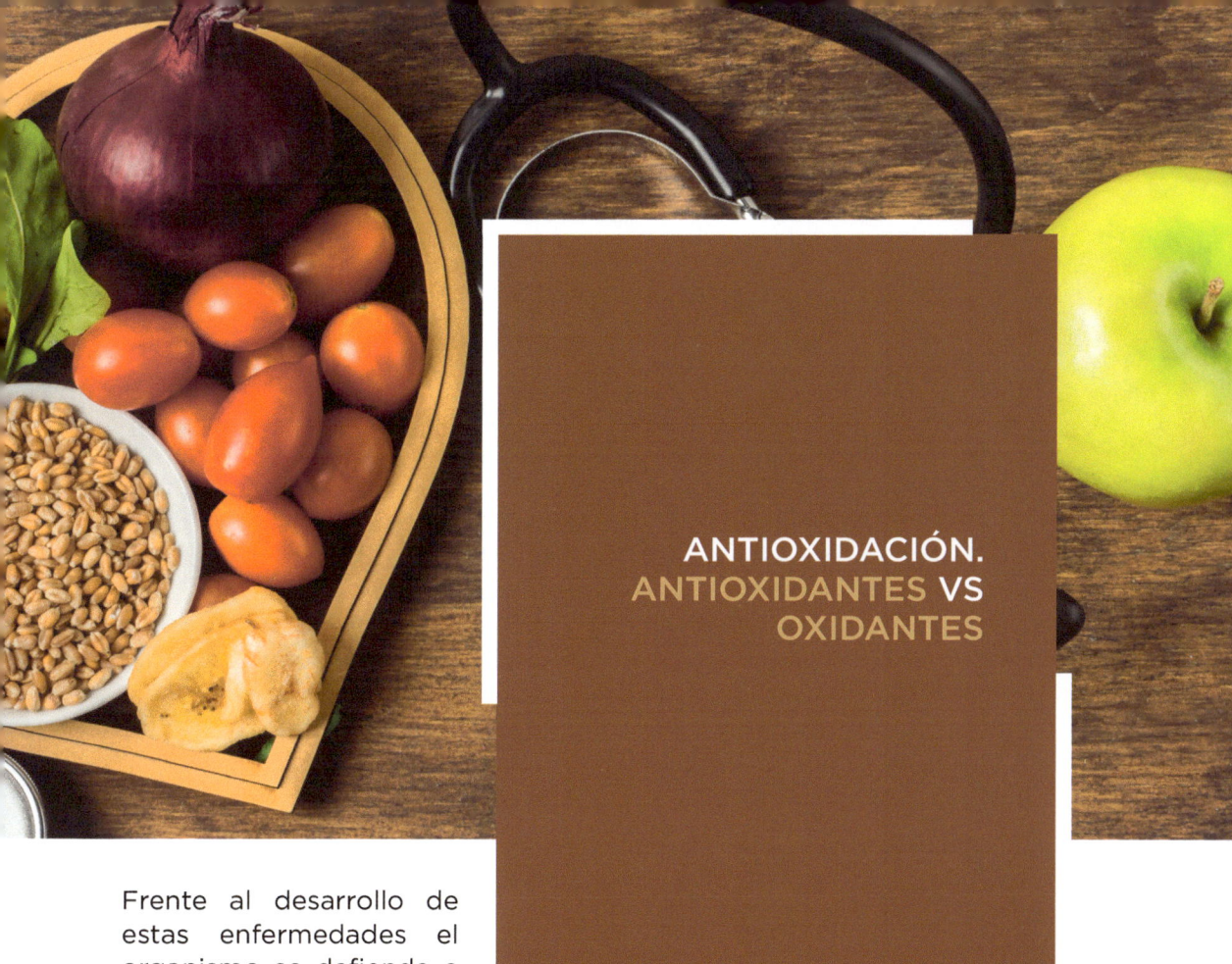

ANTIOXIDACIÓN. ANTIOXIDANTES VS OXIDANTES

Frente al desarrollo de estas enfermedades el organismo se defiende e intenta controlar el daño celular a través de dos mecanismos:

1.- El propio organismo reacciona *(reacción inmunitaria)* y tiende a regenerar las células dañadas. Este proceso de regeneración es muy activo en los niños y se va perdiendo según avanza la edad del individuo, etapa de la vida en la que más ayuda necesitamos por ser mayor el grado de daño celular al que estamos expuestos. Un traumatismo cerebral en un niño es menos peligroso que el mismo traumatismo en un anciano.

2.- El organismo puede utilizar componentes externos, procedentes de ciertos alimentos, que contribuyen eficazmente a defendernos de la oxidación (antioxidantes externos adquiridos).

El papel de los antioxidantes es doble: defender y recuperar las células dañadas y, mucho más importante, evitar que los radicales libres las dañen.

Antioxidantes y oxidantes (antioxidación frente a oxidación)

Es aplicable el *símil* del incendio de un monte. La actuación de los *antioxidantes* puede tener un papel preventivo o curativo, como ocurre con los bomberos frente al incendio: si están presentes en las proximidades del incendio el riesgo puede ser mínimo. Otro ejemplo similar, que nos ayuda a entender el problema, es como defendernos en las altas montañas frente a los agentes atmosféricos (ventisca, tormenta, heladas, nieve), que enfrían la vivienda. El habitante serrano se defiende con trabajos del albañil, carpintero y calefactor aislando la vivienda por dentro y por fuera. Nuestro organismo utiliza medios similares para defenderse de la oxidación, a los que denominamos *antioxidantes*, que no solo actúan para defender nuestro organismo después de ser atacado por los *radicales libres,* sino que se almacenan formando la llamada capacidad antioxidante, que trata de bloquear la *oxidación.*

La falta de *balanceo* entre la carga oxidativa y lo que podemos llamar capacidad anti-oxidante justifica que hablemos de mala o buena salud de las células de nuestro organismo. Un predominio de la primera conduce al daño celular y el predominio de la *capacidad anti-oxidante* significa una buena salud de nuestras células.

Tipos de antioxidantes

Hay dos tipos de antioxidantes: internos y externos.

Antioxidantes internos: *s*on generados por el propio organismo y tienen la capacidad de bloquear cierto grado de *oxidación,* pero incapaces de controlar la *carga oxidativa* habitual.

Antioxidantes externos: necesitan ser adquiridos desde el exterior de nuestro organismo. Los alimentos y hábitos saludables son los principales proveedores.

El número y la capacidad de antioxidantes internos, propiamente dichos, es muy escaso, sin embargo es muy amplio el número de alimentos que aportan antioxidantes externos: Las legumbres y cereales aportan una buena cantidad y, además, nos ofrecen ácidos grasos omega 3 de gran utilidad para la salud. Las frutas, verduras y derivados son los principales proveedores de los principales antioxidantes externos propiamente dichos, entre los que citamos algunos ejemplos:

- **Vitamina C.** Es el principal antioxidante frente a la acción del colesterol LDL y además favorece la producción de colágeno para la piel (previene el envejecimiento) y participa en la producción de hormonas. Se encuentra preferentemente en las frutas (cítricos) y vegetales como el pimiento y el tomate.

- **Vitamina E.** Es posiblemente el más potente antioxidante y el principal alimento portador de esta vitamina es el aceite de origen vegetal **en su estado natural** (sobre todo oliva virgen extra). El aceite utilizado para cocinar, sobre todo para frituras, pierde gran cantidad de sus beneficios al calentarse por encima de los 90°C. También se encuentra en los frutos secos, cereales y semillas.

- **Oligoelementos:** selenio y zinc. Se denominan oligoelementos a ciertos minerales, necesarios para nuestro organismo, a pesar de participar en cantidades muy pequeñas. **El selenio** es un mineral necesario para el organismo por su acción antioxidante. Entre los alimentos que lo contienen citamos cereales como la avena y el arroz integral, frutos como el melocotón, el huevo, marisco, las pipas de girasol y la levadura de cerveza. **El zinc** es un mineral con propiedades similares a las del selenio y se encuentra en los cereales, frutos secos, yema de huevo y ostras.

- **Compuestos fenólicos, terpenos, fitoesteroles, polifenoles.** Son especiales proveedores los pigmentos coloreados (verde, rojo, amarillo) de una gran variedad de productos derivados de las plantas (frutas, frutos secos, verduras, legumbres, cereales integrales, etc.). Colaboran en acciones regeneradoras del propio organismo y tienen un papel importante para evitar la oxidación del colesterol, son además antitóxicos, antiinflamatorios, retrasan el envejecimiento y la degeneración neuronal. Se encuentran en una gran variedad de frutas y verduras: frutas rojas, uvas negras, vino tinto, jugos, cítricos, aceitunas y aceites. También se encuentran en el té y en las legumbres y cereales.

- **La clorofila.** Es el pigmento verde de los vegetales y verduras. Además de antioxidante, contiene muchos minerales y vitaminas.

Diferente papel de algunos alimentos

Entre los alimentos que contienen antioxidantes hemos mencionado algunos como el **huevo y los mariscos**, alimentos también incluidos entre los que aportan mayor cantidad de colesterol LDL, es decir, son alimentos, que contienen componentes beneficiosos y otros perjudiciales. La ventaja de su consumo consiste en que pequeñas cantidades aportan antioxidantes y para que causen daño se necesitan cantidades mayores. Por ello, las cantidades a tomar de estos alimentos por semana deben ser rigurosamente controladas.

Métodos para cuantificar la capacidad antioxidante

Se han diseñado varios métodos para medir la *capacidad antioxidante,* basados en técnicas que miden con precisión la *carga oxidativa total* y la *actividad antioxidante* de diferentes productos, sobre todo los procedentes de los alimentos.

Capacidad antioxidante de algunos alimentos como las frutas y verduras

Entre los alimentos que contienen mayor cantidad de antioxidantes citamos en primer lugar las frutas y verduras. La *revista Nutrition* publicó en el año 2013 una relación de la capacidad antioxidante máxima encontrada, que reproducimos en tres grupos:

- **Con capacidad antioxidante mayor.** Tienen una mayor capacidad las siguientes frutas y verduras:
  - Frutas: arándano, mora negra, fresa y frambuesa.
  - Verduras: col rizada, espinacas y coles de Bruselas.
- **Con capacidad antioxidante intermedia.** Citamos las siguientes:
  - Frutas: ciruela, cereza, kiwis, pomelo y uva roja.
  - Verduras: alfalfa, brócoli y remolacha.
- **Con capacidad antioxidante menor:**
  - Frutas: uva blanca, plátano, manzana, pera y melón.
  - Verduras: pimiento rojo, cebolla, cereales y lechuga.

Otros aspectos a tener en cuenta. La clasificación previa está basada en la capacidad máxima detectada, pero otros datos pueden influenciar la capacidad anti-oxidante:

a) El tiempo que dura el efecto, que no corresponde totalmente a la capacidad máxima mencionada. Por ejemplo, la duración de la capacidad antioxidante de la cereza es una hora más prolongada que la acción de la mora.

b) Capacidad del jugo de fruta. La capacidad antioxidante del jugo del pomelo triplica la capacidad de cualquier otro jugo y en todos ellos se reduce si se retrasa la toma después de ser extraído.

c) Influencia del calentamiento y otros procesos de tratamiento de las frutas y verduras. Algunos procesos culinarios pueden reducir la capacidad antioxidante de las frutas y verduras, sobre todo el cocinado a altas temperaturas.

d) En resumen, se deben consumir abundante cantidad de frutas, verduras y jugos en su estado más fresco y natural posible, evitando el cocinado a altas temperatura (a más de 90°C). No es aconsejable utilizar comidas preparadas mediante procesos tecnológicos industriales.

Otros posibles beneficios de la dieta en frutas y verduras están relacionados con el hecho de facilitar el tránsito intestinal (como la fibra), que tiene un efecto antiinflamatorio y disminuye la absorción de las grasas.

¿Cómo complementar el efecto y aumentar el beneficio?

Para complementar el efecto de los antioxidantes podemos añadir frutos secos y ácidos grasos omega 3 y practicar ejercicio físico.

La investigación científica y los antioxidantes

La investigación científica es necesaria para certificar aspectos que se anuncian sin comprobación, sobre todo la investigación mediante los llamados *meta-análisis,* que analizan conjuntamente decenas de estudios realizados sobre un mismo alimento (*lo que podríamos llamar reanalizan*) con inclusión de decenas o cientos de miles de individuos. Siguiendo este criterio la revista Journal of American College of Cardiology, que dirige Valentín Fuster, publica en 2017;69(9):1172 un artículo en el que clasifica los alimentos que consumimos habitualmente en tres grupos:

1.- Alimentos sin duda dañinos: aceite de coco y palma (por contener grasas saturadas), huevos y leche entera (por su alto contenido en colesterol), jugos de frutas sin piel (por su alto contenido en calorías), carnes grasas (vacuno, cordero, cerdo), grasas "trans" y aceites de frituras previas, carnes procesadas y azúcares.

2.- Alimentos con efectos aún dudosos: aceites de flores y vegetales, antioxidantes en dosis muy altas, jugos de frutas y vegetales con piel (si se toman en dosis altas por su cantidad de calorías), alimentos con gluten (para los individuos con enfermedad celíaca).

3.- Alimentos sin duda beneficiosos: aceite de oliva extra virgen, fresas y moras, nueces (con control del peso), vegetales de hoja verde y proteínas procedentes de plantas (cereales, legumbres y frutas).

ANTIOXIDANTES. LAS LEGUMBRES Y DERIVADOS

Las legumbres son semillas secas procedentes de las llamadas plantas leguminosas, pertenecientes al grupo de los vegetales comestibles. Se caracterizan por contener el alimento rodeado por dos vainas. Contienen casi todos los aminoácidos esenciales y representan un buen alimento para el ser humano que debe consumirlas al menos 2-3 veces por semana.

Datos históricos

Como dato curioso destacamos tres datos históricos sobre las legumbres:

a) los indios americanos enseñaron a los españoles e ingleses el cultivo y el uso combinado de las legumbres y cereales muchos años antes de que la investigación actual estableciera las grandes ventajas de esta combinación;

b) las legumbres han sido, de siempre, el alimento básico de dos pueblos considerados entre los más longevos: los *hunzas* de cachemira y los *abjares* de Méjico. Por otra parte, el cambio de alimentación, de pueblos como los mencionados, a una dieta rica en carne ha supuesto un aumento considerable de las enfermedades cardiovasculares y del cáncer;

c) en la literatura española citamos frases salidas de pluma de D. Miguel de Cervantes que justifica el gran vigor de su caballero imaginario D. Quijote por comer *lentejas los viernes.*

Legumbres más utilizadas por el hombre

La *soja* representa más del 50% de la producción mundial. Es, además, alimento rico en nutrientes, pero poco valorado por sus pobres cualidades culinarias. El restante 40-45% de la producción se reparte de forma bastante equilibrada entre el *arroz,* los *cacahuetes, guisantes secos y verdes, judías, garbanzos y lentejas.*

Nutrientes

Las legumbres tienen los siguientes componentes nutricionales: a) proteínas, contienen todos los aminoácidos esenciales propios de la carne, excepto la *metionina*, que se compensa tomando también cereales; b) hidratos de carbono y fibra, contienen alta proporción de estos nutrientes, que suponen un buen aporte de calorías; c) grasas, tienen muy poca grasa y, además, se trata de grasas poli-insaturadas que reducen el colesterol; d) minerales, las legumbres son ricas en calcio, hierro y magnesio y las lentejas tienen más hierro que la carne; e) vitaminas, son ricas en los subgrupos B_1 y B_6, son pobres en vitaminas A y C y no contienen vitamina B_{12}, pero los germinados de legumbres ofrecen un mayor aporte de estos elementos; f) componentes fitoquímicos, son elementos componentes de los vegetales y tienen alto poder antioxidante, isoflavonas y fitosterol; g) agua, son pobres en agua, por ello se degradan poco al ser cocinados y h) calorías, las legumbres aportan una alta cantidad de calorías, que pueden contribuir a aumentar el peso corporal. Por ello, la ingesta de legumbres debe ajustarse a la evolución del peso.

Papel de las legumbres en la prevención de enfermedades

Las legumbres aportan los siguientes beneficios para la prevención de las enfermedades: **a)** contribuyen al control de factores de riesgo, como la diabetes (disminuyen las cifras de glucemia) y la hipertensión (son pobres en sal); **b)** disminuyen las cifras de *colesterol;* **c)** son antioxidantes y disminuyen el daño de los radicales libres.

Valoración comparativa con la carne

En relación con la carne las legumbres tienen las siguientes ventajas:

- **a)** Tienen más hidratos de carbono y más fibra.
- **b)** Tienen más proteínas y aminoácidos.

c) Son antioxidantes, mientras que la carne es oxidante.
d) Tienen más minerales.
e) Tienen más vitaminas B_1 y B_6, aunque no tienen B_{12}.
f) Como dato más valorado, tienen muy pocas grasas, que, además, son grasas poli-insaturadas, que reducen el colesterol.

Propiedades especiales de algunas legumbres

las **lentejas** tienen alto contenido en hierro y los **garbanzos** alto contenido en calcio y deben ser incluidos entre los alimentos básicos para los jóvenes en fase de crecimiento o con excesivo trabajo (niños, adolescentes, deportistas); la **soja** es muy rica en proteínas y aminoácidos esenciales, es antioxidante y reduce el colesterol y las **habas** tienen alto contenido en vitamina C. Las legumbres se incluyen en todas las dietas saludables y deben tomarse 2-3 veces por semana.

ANTIOXIDANTES. LOS CEREALES Y DERIVADOS

Los cereales son frutos de plantas gramíneas con alto valor nutritivo, que les permite, por si solos, cubrir el gasto energético que necesita el organismo humano. Pueden cubrir también las necesidades de proteínas con excepción del aminoácido lisina, que se puede obtener de las legumbres. Por ello, los cereales han tenido un papel importante en la alimentación hasta ser considerados el principal alimento en todas las civilizaciones y en todos los tiempos.

Tipos de cereales y lugar habitual de cultivo

Los cereales se cultivan en todos los lugares del mundo, aunque cada continente cultiva con preferencia uno de ellos: a) **el trigo** se cultiva preferentemente en el área mediterránea; b) **el arroz** en Asia; c) **el centeno** en el Norte de Europa; d) **el maíz** en el continente americano; e) **el mijo** en África y f) **la cebada** en Oriente Medio.

Partes del cereal

Los cereales son granos, que tienen una forma variable según el modelo y todos tienen dos componentes: la semilla, que ocupa el centro del grano y la cáscara, que ocupa la periferia. Ambas partes están íntimamente unidas y se separan con la molienda dando lugar a harina y salvado, respectivamente.

a) **La semilla** está formada por el núcleo, que se transforma en harina con la molienda y el germen. La asociación de estos dos componentes aporta una buena cantidad de hidratos de carbono (básicamente almidón), proteínas, vitaminas B y C y ácidos grasos insaturados.

b) **La cascara** se transforma en salvado con la molienda y contiene fibra, vitaminas y minerales. Es también rica en oligoelementos y antioxidantes.

c) **El germen** es la parte del grano separada de la harina por filtrado-elaboración. Contiene la mayor cantidad de nutrientes y la casi totalidad de sustancias activas para la prevención de enfermedades: proteínas, ácidos grasos poli-insaturados, vitaminas y minerales.

d) **El gluten** contiene las proteínas del grano, que son muy completas, con excepción de la lisina. No tiene propiedades curativas y presenta *intolerancia* para las personas denominadas celiacas, que deben necesariamente evitarlo.

En épocas antiguas, y aún recientes, la utilización de la harina para productos elaborados (color blanquecino) era patrimonio de los ricos y el conjunto de harina y salvado (más oscuros) era más utilizado por los pobres. Al añadir el salvado, el material comestible aumenta en un 20% y es más saludable. Los productos elaborados con harina más salvado (productos integrales) son mucho más beneficiosos para la prevención del proceso *oxidativo* de los tejidos por contener mayor cantidad de nutrientes, proteínas, minerales y vitaminas y, principalmente, por tener mayor poder antioxidante.

Contenido en nutrientes

Los cereales son ricos en nutrientes y, con pocas excepciones, contienen casi todos los necesarios para el ser humano.

- **Proteínas.** Una alimentación exclusiva a base de cereales puede cubrir las necesidades de una persona adulta, pero no del niño o adolescente, que precisa tomar, además, leche o legumbres para favorecer el crecimiento.

- **Hidratos de carbono.** Los cereales son ricos en hidratos, sobre todo almidón y azúcar, que proporcionan energía y calorías, por lo que son alimento preferido por los deportistas. Contienen también fibra.

- **Grasas.** La cantidad de grasas es muy inferior a la que se encuentra en otros alimentos como la carne; son, además, ácidos grasos insaturados, no dañinos para la salud.
- **Minerales y vitaminas.** El contenido en minerales (fósforo, magnesio, hierro y zinc) es alto, sobre todo en el salvado. El salvado es también portador de vitaminas del grupo B y E y elementos fitoquímicos con alta capacidad antioxidante.
- **Colesterol.** Los cereales no contienen colesterol y su consumo tiende a reducir la concentración de este componente en sangre.
- **Calorías.** Contienen alta cantidad de calorías, por tanto, la ingesta de cereales debe ser controlada.

Nutrientes no contenidos en los cereales

Hay dos componentes que no se encuentran en los cereales y que deben ser compensados por la toma de otros alimentos: **Lisina.** La cantidad existente puede ser suficiente para un adulto, pero no para asegurar el crecimiento de un niño o adolescente. Puede ser compensado con la ingesta de leche o legumbres, y **Vitaminas de los grupos A y C.** La falta de estos elementos se puede compensar con la toma de frutas frescas.

Productos elaborados del grano de los cereales

A expensas del grano de los cereales se pueden elaborar varios productos, habitualmente utilizados para el consumo diario: unos *beneficiosos* (pan, pasta, aceites y bebidas alcohólicas siempre que se consuman en dosis bajas) y otros *perjudiciales*: bollería industrial y el alcohol en dosis altas y continuadas. Desarrollamos con más extensión algunos de ellos:

- **El pan.** Elaborado a expensas de la harina es y ha sido alimento básico del ser humano en todos los tiempos. Es preferible utilizar harina *integral*, sin tamizar y con la totalidad del salvado. Siguiendo el papel más saludable están los siguientes tipos de pan: **pan de salvado**, tamizado con salvado (pierde el germen); **pan de centeno,** es muy nutritivo; **pan tostado,** que pierde vitaminas; **pan blanco,** elaborado con harina refinada y por ello, es el pan con menos efectos favorables.
- **Pasta.** Se obtiene del trigo triturado después de ponerle en remojo para eliminar el salvado. Contiene mucha cantidad de hidratos

de carbono, proteínas y poca grasa. Aporta muchas calorías, que se incorporan fácilmente. Es alimento preferido por los deportistas aunque no forma parte de las dietas recomendadas.

- **Aceite.** Se obtiene del germen del trigo o maíz. Contiene vitamina E, ácidos grasos tipo omega 3, es antioxidante y reduce la concentración de colesterol en sangre.

- **Bebidas alcohólicas (cerveza, whisky).** Se pueden obtener mediante la fermentación de la cebada u otros cereales. Las bebidas alcohólicas, tomadas con moderación, son beneficiosas.

- **Malta.** Se obtiene de granos macerados y tostados de cereales como la cebada. Contiene hidratos de carbono, proteínas, vitaminas (grupos B y C), minerales y pocas grasas.

- **Bollería industrial.** Productos elaborados con harina blanca y grasas saturadas. Tiene un sabor agradable, pero es, junto con la carne de rumiante y cordero, uno de los alimentos más dañinos para la salud, debido a que son grasas dañinas, reutilizadas, que han sido pasadas a estado sólido para una mejor conservación.

ANTIOXIDANTES: VERDURAS, HORTALIZAS Y DERIVADOS

Dentro de los productos de la huerta procedentes de plantas no leñosas hemos mencionado los *cereales* (granos) y las *legumbres* (semillas). Ahora tratamos conjuntamente otros dos (hortalizas y verduras), que proceden de las partes restantes de la planta (tallos, hojas, bulbos, frutos, flores, etc). La mayor parte son hortalizas, reservando el término de verduras para aquellas de color verde (hojas, tallos), aunque el fruto de éstas entra, de nuevo, dentro del grupo de hortalizas. Con el fin de no crear confusión tratamos conjuntamente ambos grupos que dividimos en varios apartados según la parte comestible de la planta:

a) **Hojas** (lechuga, acelgas, grelos, coliflor, col, espinacas, perejil, escarola, endivia, canónigos, trébol, hojas de nabo).

b) **Bulbos** (cebolla, ajo).

c) **Frutos** (aguacate, pepino, calabacín, pimientos, tomate, berenjena, calabaza).

d) **Raíces** (zanahoria, remolacha, rábano).

e) **Flores** (alcachofa, coliflor, brécol, coles de Bruselas).

f) **Tallos** (puerros, espárragos, cardo, apio, caña de azúcar, bambú).

g) **Tubérculos** (patata, nabo, batata).

h) **Leguminosas** (habas, guisantes, judías verdes).

Papel histórico y actual

Las legumbres, las verduras y las hortalizas empezaron a ser utilizadas por los seres humanos como alimento básico miles de años antes de Cristo. El curso de la civilización ha influido en su uso y ha llegado a relegarlas y sustituirlas por la carne. Está documentado que el aumento del consumo de carne y la disminución del consumo de verduras, legumbres y hortalizas ha supuesto un aumento progresivo de las enfermedades que nos ocupan.

Nutrientes

La proporción de nutrientes en las verduras y hortalizas es la siguiente:

- **Proteínas.** Contienen una cantidad moderada de proteínas, aunque menor proporción que las legumbres y cereales. El contenido en *metionina* es escaso y la proporción de *lisina* es alta. Por ello es saludable combinar los cereales con legumbres y hortalizas, que tienen alto contenido en metionina.

- **Grasas.** No contienen grasas, por tanto no aumentan el colesterol.

- **Hidratos de carbono y fibra.** Solo alguna familia (los tubérculos) contiene hidratos, sin embargo casi todos los grupos son ricos en fibra, facilitando el tránsito intestinal.

- **Minerales y vitaminas.** Los productos de la huerta son muy ricos en minerales, sobre todo hierro, potasio, calcio, magnesio y fósforo. Son también ricos en vitaminas, especialmente las del grupo C, B y K. También aportan provitamina A. Es muy valorable el aporte de vitamina C, cuyas necesidades pueden no estar cubiertas con los cereales y legumbres. Procede destacar que el contenido en vitaminas se mantiene al triturar verduras y hortalizas para preparar platos de buen sabor como el salmorejo o el gazpacho.

Finalmente, las verduras y hortalizas contienen alto contenido en **ácido fólico** y elementos **fitoquímicos**, principalmente las espinacas y los bulbos, que tienen un aceptable papel antioxidante. El porcentaje de estos elementos en las verduras y hortalizas está estrechamente relacionado con las partes de color verde y oscuro. Las partes amarillas (interior de las lechugas) tienen menos componentes beneficiosos.

Papel de las verduras y hortalizas en la prevención de enfermedades

Existe información documentada para asegurar que estos alimentos previenen las enfermedades que tratamos a expensas de los componentes mencionados, sobre todo por su alto contenido en antioxidantes.

Posible pérdida de elementos saludables. Las hortalizas y verduras tienen alta proporción de agua, por ello pierden muchos componentes saludables al calentarlas por encima de 90°C. Además sus beneficios cesan a las 48 horas de la ingesta. Deben tomarse cada día.

El "trío sanitario". Comentamos en capítulos anteriores el beneficio que supone para la prevención la combinación de *legumbres y cereales.* Ahora añadimos un tercer elemento, las *verduras.* Estos tres alimentos forman el bloque principal de todas las dietas recomendadas como saludables y en el próximo capítulo proponemos un cuarto (las *frutas*).

ANTIOXIDANTES: LAS FRUTAS, FRUTOS SECOS Y DERIVADOS

Las frutas

Han sido siempre consideradas como fuente de salud. Hay muchos refranes populares referentes a esta afirmación:

1) Hay un refrán inglés: "*an apple a day keeps the doctor away*", que traducido al español y haciéndole rimar, sería "*una manzana al día mantiene el médico en la lejanía*".

2) Se asocia la fruta a la presencia del sol y por ello se dice "*donde entra el sol no es necesario el médico*".

3) Hay también una frase que relaciona la fruta y las medicinas: "*Si se consume fruta no son necesarias las medicinas*".

Nutrientes

Grasas y proteínas. Las frutas, como las verduras, contienen muy poca grasa y mínima cantidad de proteínas.

Hidratos de carbono. Aportan, sin embargo, buena cantidad de azúcares de absorción rápida, que generan energía y calorías de utilización inmediata. Tienen poco almidón.

Fibra. Las frutas tienen abundante cantidad de fibra, que arrastra desechos a través del intestino y, sobre todo, arrastra y elimina colesterol.

Vitaminas y minerales Son fuente muy importante de vitaminas, sobre todo de vitamina C y provitamina A y también son proveedoras importantes de varios minerales como el potasio (que es antiarrítmico), hierro, calcio y magnesio.

Antioxidantes. Aportan vitaminas C, A y varios elementos fitoquímicos, que juntos completan un importante caudal antioxidante.

Mejor fruta fresca y con piel

La mayor parte de las buenas propiedades mencionadas están contenidas en la fruta fresca. Es preferible la fruta de temporada (del árbol a la mesa), cultivada sin pesticidas, madurada en el árbol y comida con piel. La piel contiene la mayor parte de las vitaminas y flavonoides. Cualquier tipo de procesado contribuye a la pérdida parcial de componentes:

a) *el troceado*, si las frutas no se consumen pronto, favorece la oxidación,

b) *el congelado* y sobre todo,

c) *la cocción* que precede al envasado y a la elaboración de mermeladas completan el trío de procedimientos desfavorables.

Las frutas completan el cuarteto saludable

En capítulos anteriores destacamos los beneficios de la combinación de varios alimentos (legumbres, cereales y verduras). Ahora completamos el cuarteto, incluyendo las frutas, que aportan buena cantidad de vitaminas, minerales y antioxidantes.

Sinergia, asociación y cantidad de frutas

Para que un solo alimento (fruta, verdura, etc.) pueda aportar una cantidad necesaria de *antioxidantes* sería preciso tomar cantidades fuera de lo habitual. Por ello, es muy útil combinar los diferentes alimentos y los buenos hábitos al tiempo de controlar los factores de riesgo.

Las frutas, capacidad anti-inflamatoria y otros beneficios

En repetidas ocasiones hemos mencionado el importante daño que causa la inflamación para las enfermedades vasculares y el cáncer. Las frutas son alimentos anti-inflamatorios, aumentan la capacidad autoinmune, son antioxidantes, regulan el metabolismo de la glucosa y colaboran en el tratamiento de la diabetes y en la prevención del Alzheimer.

Los frutos secos

Varios de los defectos que se adjudican a las frutas procesadas no son aplicables a los mencionados *frutos secos,* frutos a los que se quita la cáscara y se dejan secar en ausencia de humedad. Forman parte de las dietas saludables y son preferidos por deportistas y gentes que necesitan incorporar fuentes de energía de utilización rápida sin aumento del colesterol. Contienen todo tipo de antioxidantes. Es preferible tomarlos crudos sin ningún tipo de proceso (fritura, cocción, etc). Se deben tomar en dosis moderada, pues una dosis muy pequeña aporta muy poca cantidad de antioxidantes y dosis altas tienen muchas calorías. Por ejemplo, hablando de nueces, se aconseja tomar 10 por día.

Tipos de frutos secos

En nuestras latitudes hay dos tipos de frutos:

- Los que contienen aceite: nueces, avellanas, almendras, cacahuetes, pistachos, pipas, etc. Son ricos en vitaminas, minerales y ácidos grasos omega 3.
- Los que contienen almidón, como la castaña.

Nutrientes

A diferencia de las frutas, los frutos secos no contienen vitamina A y provitamina A, defectos que se compensan tomando frutas, pero son muy ricos en otros minerales y vitaminas. En relación a otros nutrientes cabe mencionar varias diferencias: Proteínas, tienen muy alta proporción de proteínas, similar a la de las legumbres y superior a la de otros alimentos. También, al igual que las legumbres, carecen de *metionina*, que se puede compensar con cereales. Grasas, contienen buena proporción de grasas, pero, a diferencia de algunas carnes, se trata de ácidos grasos mono y poli-insaturados, que reducen el colesterol LDL. Algunos (como las nueces) contienen ácidos grasos omega 3 y 6.

Elementos fitoquímicos y oligoelementos

Son también ricos en estos elementos antioxidantes, que previenen la arteriosclerosis y promueven el suicidio de las células precancerosas.

Calorías

El inconveniente de los frutos secos es su alto contenido en calorías, por ello, su consumo debe ser controlado.

Las nueces. Las nueces son el principal representante de este grupo de alimentos. Contienen grasas no saturadas (sobre todo ácido oleico), fibra, proteínas, fenoles y minerales. En dosis moderadas están incluidas en todas las dietas saludables.

Derivados. Los aceites

El **aceite de oliva** forma parte de todas las dietas consideradas saludables, sobre todo de la dieta Mediterránea, por su contenido en antioxidantes, polifenoles y vitamina E. En todas las investigaciones está considerado el aceite como alimento muy saludable, sin embargo conviene destacar algunos detalles: es mejor **crudo** (en su estado natural). Si se calienta a más de 70ºC pierde parte de los componentes favorables. Para cocinar no se deben utilizar a más de 90º (antes de empezar a *"humear"*). La extracción del aceite de oliva se hace mediante un proceso que necesita calor. La extracción empieza a los 30ºC y es más rápida a temperatura más alta, pero pierde calidad. Según la temperatura de extracción tenemos tres tipos de aceite:

- a) **Aceite extraído a 30ºC.** Es el mejor y se denomina aceite **oliva virgen extra.**
- b) **Aceite extraído entre 30 y 70ºC.** Es aceptable, aunque pierde calidad. Se denomina **oliva virgen**.
- c) **Aceite refinado,** extraído a temperaturas **más altas**, pierde muchas de sus buenas cualidades y se denomina **aceite de oliva**.

Antioxidación: antioxidantes vs oxidantes

EL ALCOHOL COMO ANTIOXIDANTE

El alcohol es un derivado de alimentos antioxidantes como las frutas (uva, manzana) o cereales (cebada, etc.) y, por ello, conserva un eficaz efecto antioxidante cuando se consume en dosis bajas o moderadas.

El alcohol en la historia

En los tiempos de Hipócrates, según textos del siglo V antes de Cristo, se puede leer que el alcohol: cura ciertas infecciones; cicatriza las heridas; es diurético; baja la fiebre; aumenta el apetito; es sedante y facilita el sueño; Por ello, desde los tiempos muy antiguos se decía que *"el vino es el elixir de los dioses"*.

El alcohol en el siglo XVI. El Archivo Histórico Nacional hace referencia a la importancia del vino en el siglo XVI según las ordenanzas redactadas por la Corte de Valladolid (mayo de 1670) en relación con los hospitales del Camino de Santiago: la primera obligación que deberían cumplir los responsables de los hospitales de peregrinos era la siguiente:... e tienen probeydo los hospitales de pan e vino e de lo que son *obrigados*.

Efectos beneficiosos del alcohol

El alcohol, sobre todo el vino tinto, aparte de su alto contenido en calorías, contiene varios componentes beneficiosos para la salud como polifenoles, flavonoides y vitaminas. Algunos alcoholes (vino tinto) contienen, además, taninos, que son elementos muy saludables. Además del efecto *antioxidante*, podemos mencionar otros efectos beneficiosos:

- **Cantidad de alcohol y beneficio.** Mientras que los daños del alcohol están ligados a una cantidad elevada y continuada, los beneficios tienen estrecha relación con una cantidad limitada. El límite entre beneficio y daño depende de factores del individuo y varía según el sexo. Para el vino se establece como saludable una cantidad de 200-250 cc/día para el hombre y 150-200 cc para la mujer.

- **Acción antitrombótica.** Inhibe varios factores pro-trombóticos como la actividad de las plaquetas, fibrinógeno o factor tisular. Por ello, los bebedores que necesitan tratamiento anticoagulante deben disminuir la dosis del medicamento.

- **Acción anti-inflamatoria.** Se ha documentado que el alcohol disminuye la formación de monocitos, que son leucocitos que participan en la inflamación, y disminuye la concentración en sangre de la proteína C reactiva, que es una proteína indicadora del grado de inflamación.
- **Aumenta la digestión de las grasas.**
- **Aumenta el colesterol HDL,** al que llamamos colesterol bueno.
- **Participa con la insulina en el manejo de los azúcares,** por lo que la cantidad de alcohol que puede tomar el enfermo diabético debe ser escasa y debe acompañarse de cierta cantidad de agua.
- **Un trío saludable.** La asociación de vino tinto, verduras y frutas componen un trío muy saludable frente a los radicales libres.
- **Alcohol y riesgo de enfermedad.** Se puede afirmar que la toma de unos 200 cc de vino tinto/día puede disminuir el riesgo de enfermedad vascular en un 25%.
- **Riesgo de una dosis alta.** Una dosis alta mantenida tiene un efecto tóxico pro-inflamatorio para todos los órganos del aparato digestivo y favorece el desarrollo del cáncer en los diferentes órganos de ese aparato. Además puede dañar el músculo cardiaco (miocardio) causando la llamada miocardiopatía alcohólica y puede dañar las neuronas.

LOS SUPERALIMENTOS

Son alimentos que contienen una alta proporción de componentes útiles para la salud del ser humano y pueden colaborar eficazmente en la prevención de las enfermedades que nos ocupan, pero no son los alimentos milagrosos que la propaganda nos quiere hacer creer. No se han podido demostrar los super-efectos que se les atributen. Sin duda, los aspectos económicos relacionados han contribuido a su supervaloración.

Básicamente son antioxidantes y como tal contienen flavonoides, ácidos grasos omega-3 y omega-6, una gran variedad de minerales y vitaminas y fibra que arrastra el colesterol evitando su absorción. Podemos definirlos como ejemplos modelo de antioxidantes por su calidad y contenido en elementos saludables.

Algunos ejemplos

Entre otros citamos ejemplos que previamente hemos incluido en las listas de antioxidantes: legumbres como la **soja**, pseudocereales como la **quina**, semillas como la **chía**, especias que **dan color al "curri"**, frutas como la **granada**, el **aguacate**, el **ajo**, el **té verde**, el **chocolate**, etc.

"Ningún alimento o hábito dañino es capaz de causar por si solo una enfermedad·". Del mismo modo, "ningún alimento o hábito saludables es capaz por si solo de curar o prevenir una enfermedad". Para prevenir o curar aparte del papel de la medicina es necesario acumular y sumar alimentos y hábitos antioxidantes (capacidad antioxidante) que tenga la capacidad suficiente para enfrentarse y superar la carga oxidante. Los llamados superalimentos deben y pueden formar parte de ese paquete saludable.

PAPEL DE LA COCINA SALUDABLE

Hay varias vías para intentar la prevención de las enfermedades que causan la mayor mortalidad de nuestro país:

1) Evitar alimentos que en diferentes capítulos hemos calificado como dañinos;

2) Utilizar preferentemente alimentos o dietas que hayan sido calificadas como saludables;

3) Podemos utilizar alimentos calificados como no *dañinos*, aunque no hayan sido incluidos directamente entre los *saludables;*

4) Es conveniente conocer el tratamiento y cocinado al que han sido sometidos los alimentos.

La cocina saludable

El tipo de cocina puede alterar todos los alimentos, sobre todo el cocinado a *temperatura por encima de los 90ºC,* que destruye gran cantidad de vitaminas, minerales, nutrientes y antioxidantes. La cantidad de elementos favorables que se pierden depende, además, del tipo de alimento y del porcentaje de agua que contiene. Por ese motivo alimentos con menos porcentaje de agua (cereales, legumbres) pierden muy pocos elementos y otros como las verduras y frutas pierden mayor cantidad, que se libera al agua con la que se cocinan.

Analizamos, por separado, los diferentes modelos de tratamiento y cocinado:

   a) Alimentos crudos. Es siempre más saludable utilizar alimentos crudos, que son portadores de todos los componentes favorables.

   b) Debemos utilizar las frutas y verduras que proceden directamente del árbol o de la huerta, donde han madurado y donde han adquirido el color verde o coloreado característico. Además, para mantener la calificación de saludables, los frutales y hortalizas no deben ser cultivados con abonos, herbicidas o insecticidas contaminantes.

Alimentos que precisan ser cocinados

Los alimentos que precisan ser cocinados deben someterse a procedimientos que no modifiquen el porcentaje de elementos saludables que contienen y, para ello, se debe realizar control de la temperatura, que no debe superar los 90°. Para ello se pueden utilizar:

   1) Robots de cocina, tipo la *thermomix*, que permiten el control.

   2) El cocinado en olla o sartén puede elevar mucho la temperatura, pero es controlable a voluntad si se reduce el calor cuando el líquido empieza a humear. El cocinado a temperaturas más bajas, sin llegar a dorar la superficie del alimento, es más homogéneo.

   3) El cocinado en horno debe hacerse a temperatura del horno inferior a 200°.

   4) El microondas eleva la temperatura de los alimentos más de los previsto al chocar unos con otros, por ello no se deben utilizar programas diseñados para alta temperatura.

Métodos de cocina no aconsejables

Hay varios métodos de cocinado que no son saludables:

   1) Frituras en freidora con aceites reutilizados que son tóxicos (grasas *trans*). No se debe reutilizar el aceite.

   2) Frituras en sartén y hornos a altas temperaturas. Además de la pérdida de elementos favorables, el humo contiene tóxicos con capacidad oxidante para nuestras células.

3) No se debe cocinar en barbacoas y parrillas. Hay dos motivos para esta afirmación: La carne o pescado adquiere toxinas desfavorables y el humo es tóxico.

4) Los alimentos ahumados almacenan unos componentes (hidrocarburos), procedentes del material utilizado para humear, que es un tóxico similar al humo del tabaco.

Métodos de cocinado aconsejables

Para conservar todos los elementos favorables contenidos en los alimentos podemos utilizar alguno de los métodos siguientes:

- **a)** Cocinado al vapor. Para ello se deben utilizar recipientes donde se calienta agua por debajo de los alimentos, de modo que están totalmente separados del agua por una rejilla o similar que permite la evaporación del agua.

- **b)** Hervido de alimentos en agua, de modo que el agua no alcance la temperatura de ebullición (90-100°). De esta forma se conservan los componentes favorables. Si la temperatura llega a 100° se debe añadir agua fría. En caso de haber superado esa temperatura, los componentes pasan al agua, que puede ser reutilizada si se necesita.

- **c)** El cocinado de alimentos pobres en agua como las legumbres o cereales pierde pocos elementos favorables. Por tanto, no es necesario utilizar los trucos mencionados.

- **d)** En el caso de fritura en sartén se puede utilizar el método del *sofrito* que consiste en freír lentamente a bajas temperaturas (sin llegar a humear).

PAPEL DEL EJERCICIO FÍSICO EN LA PREVENCIÓN

El ejercicio físico es considerado por unanimidad un hábito muy beneficioso para la salud, y ha sido recomendado para la prevención de las cuatro enfermedades que nos ocupan.

Algún riesgo del ejercicio físico

Un esfuerzo muy intenso en persona no entrenada puede elevar en exceso la frecuencia cardiaca, la tensión arterial y el trabajo cardiaco hasta límites eventualmente peligrosos que superan la capacidad de aporte de sangre de las arterias coronarias, sobre todo si existe alguna enfermedad de las mismas. Personas de edad media-alta pueden tener patología coronaria no conocida. Citemos dos ejemplos:

a) La distancia que se recorre en la prueba del maratón se estableció en los Juegos Olímpicos de 1908 y es, aproximadamente, la distancia que separa el pueblo de Maratón de la ciudad de Esparta donde residía el emperador. Esta prueba olímpica siempre estuvo inspirada en la leyenda de Filípides, el guerrero griego que habría muerto súbitamente tras haber recorrido corriendo el trayecto que separa estas dos ciudades para comunicar al emperador la victoria de los atenienses sobre los persas.

b) En el sur de Inglaterra hubo un alto número de personas de mediana edad que presentaron infarto de miocardio cuando se puso de moda el deporte del "paddle".

Estos dos ejemplos justifican la conveniencia de tener en cuenta dos medidas antes de plantearse un programa de deporte moderado-severo:

1) Las personas **no entrenadas** deben programar el ejercicio físico de forma suave y escalonada hasta conseguir el oportuno entrenamiento;

2) Las personas de **edad media-alta** deben someterse a pruebas cardiológicas antes de iniciar un esfuerzo intenso.

Ejercicio físico e hipertrofia cardiaca y muscular

El entrenamiento continuado y progresivo y, sobre todo, el deporte diario contribuyen a aumentar el grosor del músculo cardiaco y de los músculos periféricos que posteriormente van a realizar el ejercicio habitual con mucho menor esfuerzo. Una hipertrofia cardiaca moderada permite al corazón realizar su trabajo habitual con menos esfuerzo, por ser capaz de mover más sangre en cada latido.

Efecto del ejercicio físico sobre los factores de riesgo

El ejercicio físico aporta un efecto favorable para el control de los factores de riesgo, que desarrollamos en diferentes apartados:

a) Sobre la tensión arterial. Durante el ejercicio hay un incremento valorable del volumen de sangre circulante y elevación transitoria de la tensión arterial, pero el resto del día la hipertrofia moderada del músculo cardiaco y el descenso de la frecuencia cardiaca permiten al corazón realizar su trabajo con menos esfuerzo y con descenso de las cifras de tensión arterial.

b) Sobre la diabetes. El ejercicio físico consume glucosa y contribuye favorablemente al control de la diabetes.

c) Sobre la obesidad. Todo incremento del trabajo muscular consume calorías, por tanto, el ejercicio físico está incluido en todas las pautas recomendadas para perder peso. Las calorías que se consumen durante el ejercicio se obtienen: **1º)** de la glucosa circulante, **2º)** del glucógeno almacenado en el hígado que pasa a la sangre en forma de glucosa y **3º)** si ambas fuentes están agotadas se utilizan las reservas de ácidos grasos acumulados en *"barriga y caderas"*, lo que permite control de la obesidad y reducir el colesterol LDL. Por tanto, el control ideal de la obesidad debe hacerse mediante la combinación de ejercicio físico y una ingesta baja en carbohidratos para que, agotadas las reservas de glucógeno, se utilicen las grasas acumuladas.

d) Sobre el colesterol. Se ha documentado en estudios epidemiológicos que el ejercicio, gracias al consumo de grasas, disminuye la concentración de colesterol LDL en la sangre, disminuye la cifra de colesterol total y de triglicéridos, y aumenta la tasa de colesterol HDL.

e) Sobre otros factores. También se ha comprobado que la práctica habitual de ejercicio físico es beneficiosa para vencer los malos hábitos de adicción al tabaco, alcohol y droga.

Otros beneficios:

a) En individuos de más de 50 años aumenta la esperanza de vida en 4 años;

b) Mejora la depresión por facilitar la secreción de enzimas euforizantes;

c) Algunas estadísticas indican que evita la aparición de Alzheimer en 6 de cada 10 casos;

d) Fortalece la masa muscular;

e) Secundariamente mejora el equilibrio en las personas mayores y retarda la osteoporosis al aumentar la entrada del calcio a los huesos;

f) Aumenta el rendimiento intelectual.

Tipos de ejercicio

Distinguimos dos tipos de ejercicio:

- **Aeróbico**, que consiste en movimientos continuados y repetidos de un determinado grupo de músculos (andar, correr). Como consecuencia, se genera calor, sudoración y hay gasto de calorías.

- **De resistencia**, que consiste en realizar fuerza muscular sostenida sin movimiento (levantamiento de pesas, flexiones mantenidas). Este tipo de esfuerzo condiciona una mayor hipertrofia muscular y mayor consumo de glucosa.

En ambos tipos de esfuerzo hay aumento transitorio de la frecuencia cardiaca y respiratoria y de la tensión arterial.

Cantidad de ejercicio a realizar

La cantidad de ejercicio se regula por cuatro parámetros:

1) Intensidad. Si tomamos como ejemplo andar, podemos citar tres opciones: andar despacio, andar rápido o correr. Las personas entrenadas obtienen más beneficio con ejercicio intenso que obligue a sudar.

2) Duración. Las personas no entrenadas deben incrementar de forma progresiva la duración del ejercicio. En principio se aconseja hacer ejercicio 30 min/día.

3) Frecuencia por semana. Es preferible hacer ejercicio 30 min cuatro-cinco veces por semana para continuar con 30 min/día y tratar de conseguir el máximo beneficio ejercitándose una hora/día.

4) ¿Es preferible más duración o más intensidad? Todos los estudios sobre el papel preventivo del ejercicio concluyen que la intensidad del ejercicio es más importante que la duración, por tanto se aconseja empezar con poca intensidad hasta alcanzar entrenamiento y aumentar progresivamente el nivel del esfuerzo.

Ejercicio físico-sudoración-hidratación

El ejercicio físico supone una respuesta inmediata del sistema nervioso simpático que estimula la secreción de las glándulas del sudor, con pérdida de agua y sales minerales, que puede causar deshidratación. Este problema puede ser mayor en situaciones ambientales con altas temperaturas y poca humedad y, sobre todo, en las personas mayores. Para evitar la deshidratación se debe **beber con frecuencia líquido** con sales minerales y compensar la pérdida de calorías con aporte de azúcar en personas no diabéticas.

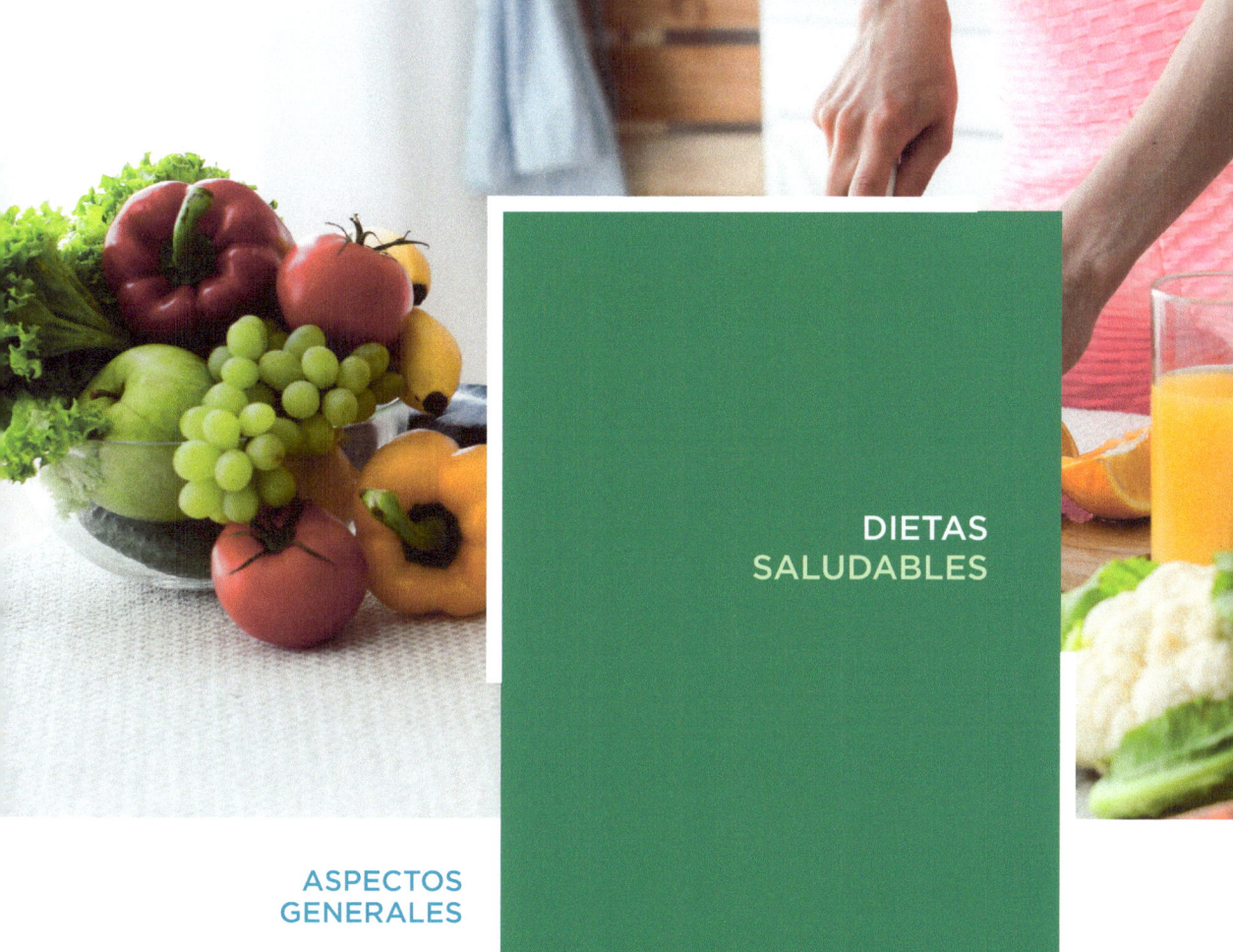

DIETAS SALUDABLES

ASPECTOS GENERALES

Las diferentes dietas saludables (en inglés healthy diets) se han diseñado a expensas de estudios realizados con miles de individuos de diferentes países, que, siguiendo las dietas, se comparan frente a un número similar de casos que hacen una dieta normal. La dificultad aumenta por la necesidad de mantener los estudios un mínimo de 10 años y la posible interferencia de importantes factores como el estrés o el tabaco. Seguir las dietas es cumplir con exactitud las cantidades de cada grupo de alimentos y cumplir con la cantidad de calorías previstas. Las dificultades aumentan al tener en cuenta las diferencias económicas entre grupos, diferente nivel de vida, diferentes presupuestos y posibles dificultades para el acceso a los grandes almacenes.

Posiblemente el método más útil para valorar investigaciones de este tipo son los llamados *meta-análisis.* Se trata de análisis realizados en decenas de estudios sobre un mismo tema con decenas de miles de casos cada uno, cuyas bases de datos se juntan en una sola para realizar un análisis conjunto. En una publicación reciente de la revista *Journal*

American College of Cardiology (JACC), que dirige Valentín Fuster, se han utilizado básicamente meta-análisis para sus conclusiones sobre dietas destacando como saludables las tres siguientes:

    a. Healthy U.S. Style Pattern (USA Saludable).

    b. Dieta Mediterránea.

    c. Dieta Vegetariana o vegana.

Las tres se basan en los mismos grupos de alimentos con excepción de la vegetariana, que no utiliza carne ni pescado. Por lo demás, solo podemos encontrar algunas diferencias en las cantidades aconsejadas de cada grupo de alimentos.

Enfermedades a prevenir

En los análisis realizados en USA, recién mencionados, se ha valorado la eficacia de las dietas saludables en la **prevención de enfermedades cardiovasculares.**

En relación al cáncer, el grupo EPIC *(European Prospective Investigation on Cancer and Nutrition)* realizó un estudio en 10 países europeos, con inclusión de más de medio millón de individuos para valorar el efecto de la dieta mediteránea.

Los resultados publicados en la revista inglesa British Medical Journal en 2008 confirman un descenso significativo (alrededor del 25%) de diferentes tipos de cáncer. La dieta incluía los siguientes alimentos no procesados: vegetales, fruta y frutos secos, verduras, legumbres, cereales y derivados, antioxidantes, vitaminas y minerales, pescado azul, vino en pequeñas cantidades, muy poca carne y poco azúcar.

Existe también consenso general acerca del beneficio de las dietas saludables para prevenir el Altheimer.

DIETAS SALUDABLES

Dieta Heathy U.S. Style Pattern (USA saludable)

Esta dieta (http://healthy.gov/dietaryguidelines/2015/guidelines), y las otras dos con pequeñas diferencias, incluye los grupos de alimentos que se pueden tomar sin restricciones y limitan la cantidad a tomar de otros calificados como no *dañinos*, aunque no estén incluidos entre los *saludables*.

Dietas **saludables**

a) **Vegetales de hoja verde y de color rojo o naranja** (tomate y jugo, zanahoria,...).

b) **Legumbres** (guisantes, garbanzos, lentejas, etc).

c) **Tubérculos** (patata, etc).

d) **Frutas** (todas).

e) **Cereales** (trigo, arroz, etc) y derivados. Deben utilizarse enteros (pan integral). En caso de utilizar derivados refinados su consumo debe ser altamente restringido.

f) **Otros vegetales** (lechuga, cebolla, hongos)

g) **Derivados como** (queso, leche, jugos) deben tener muy poca grasa y pocos azúcares y su consumo debe estar altamente restringido.

h) **Nueces.** Contienen componentes muy saludables, pero debido a su alta proporción de calorías, la ingesta debe ajustarse al peso corporal.

i) **Aceites vegetales.** Sobre todo aceite de oliva virgen extra. No se debe tomar aceites de coco y palma.

j) **Nutrientes.** En general, la dieta debe estar basada en proteínas de legumbres y vegetales, poca carne (de pollería) y pescados (azules) y muy pocos huevos. Otro tipo de carnes (rumiantes, cerdo, cordero y grasas "trans") están rigurosamente prohibidas.

k) **Calorías.** Deben ajustarse al control del peso, teniendo en cuenta la pérdida según cantidad de ejercicio físico, estado nervioso, etc. En general, aconsejan según edad las siguientes:

De 2 a 8 años:... Entre 1000 y 1400
En la edad adulta y a partir de 9 años...... Entre 1600 y 3200

Dieta Mediterránea

La dieta Mediterránea se popularizó a expensas de un estilo de vida y alimentación seguido durante años en los países del área del Mediterráneo donde se consumen preferentemente productos vegetales y derivados cultivados en la zona al amparo de un clima suave. Se aconseja por primera vez el consumo de estos alimentos durante la expansión griega con uso preferente de vino, aceite de oliva y trigo. La historia continúa durante el poderío del imperio romano y el transporte a Roma de esos productos desde España. Se dice que los emperadores estaban esperando la llegada de los generales de la Hispania con tinajas de aceite de oliva, vino y cargas de trigo.

Los estudios epidemiológicos confirmaron más tarde que los habitantes del área Mediterránea tenían una supervivencia mayor que los habitantes de zonas más frías cuya alimentación, basada en su propia producción, tenía como pilar principal la carne roja.

Diferencias con la dieta USA saludable

Encontramos las siguientes pequeñas diferencias:

- a) Frutas y pescados: contiene preferentemente más frutas y pescados azules;
- b) menos alimentos de uso diario: leche, queso, pastas, huevos y postres;
- c) vino con moderación, especialmente vino tinto;
- d) similar cantidad de calorías, pero aportando mayor cantidad de vitamina D y calcio. Aparte de estas diferencias algunas fuentes consideran que la dieta Mediterránea debería aportar más cantidad de hierro y calcio.

Cantidad de los nutrientes en la dieta

En relación con las calorías que deben aportar los tres principales nutrientes, la dieta ideal incluye los siguientes porcentajes:

- a) Los hidratos de carbono deben aportar el 50% de las calorías. Es preferible utilizar carbohidratos complejos (arroz, pasta, pan, patata, legumbres, frutas y verduras). Se debe evitar la bollería industrial.
- b) Las grasas deben aportar el 35% de las necesidades energéticas. Las grasas deben ser, preferentemente, de origen vegetal o de pescado azul (sardina, atún) en lugar de consumir carnes roja y grasas "trans".
- c) El 15% del valor energético debe ser aportado por las proteínas, que en su mayoría deberán proceder de la combinación de legumbres y cereales.

La dieta Mediterránea no aporta suficiente cantidad de dos minerales (hierro y calcio), que deben ser compensados: el hierro con legumbres y frutos secos y el calcio con leche desnatada, frutos secos, hortalizas y semillas.

Dieta vegetariana

Presenta algunas diferencias con la americana:

a) no contiene carne de pollería ni pescado;

b) están incluidos los alimentos llamados de uso diario (leche, queso y huevos);

c) están incluidas las bebidas derivadas de las plantas;

d) tiene más calcio y fibra, pero menos vitamina D y E) y la cantidad de calorías es similar.

Muchas poblaciones subdesarrolladas, que siguen por necesidad esta dieta, tienen una incidencia baja de las enfermedades que nos ocupan. La ***Agencia Europea para la investigación del cáncer*** realizó un estudio con **50.000 personas**, de las cuales 15.000 siguieron la dieta vegetariana frente a controles que siguieron una dieta normal. Los individuos que siguieron la dieta con vegetales mostraron **una disminución significativa** del colesterol LDL, de la tensión arterial, de la incidencia de diabetes y del síndrome metabólico y, en conjunto, **de las enfermedades vasculares y del cáncer**.

Dieta vegana

A diferencia de la dieta vegetariana, no incluye los productos derivados de los animales (leche, queso, huevo y miel, etc..

Otras dietas. Dieta Atlántica. Aceptable, no incluida como totalmente saludable

Se trata de la dieta seguida preferentemente por algunos países y regiones europeas de la costa este del Atlántico, entre ellos Portugal, Galicia, la Bretaña Francesa y parte del Reino Unido, que utilizan abundante cantidad de pescado, marisco y lácteos y, al igual que la Mediterránea, frutas, hortalizas, aceite de oliva y poca carne. Se trata, por tanto, de los mismos alimentos y hábitos incluidos en la dieta Mediterránea, pero el porcentaje de los alimentos es diferente: mientras la dieta Mediterránea aconseja preferentemente productos vegetales de su rica huerta, la Atlántica utiliza mayor proporción de pescado, marisco y de los derivados lácteos de su rica ganadería. Además, tiende a aportar mayor cantidad de calorías.

Dieta no recomendada. Dieta USA "sureña"

Por otro lado, recientes estudios USA utilizaron como control una dieta basada en productos de la huerta frente a otra rica en **carnes rojas, huevo y productos procesados** (*dieta USA sureña*). Los individuos que siguieron esta dieta tuvieron **una mortalidad más alta** relacionada con las enfermedades que nos ocupan.

BIBLIOGRAFÍA

Principales referencias que han servido de base para los diferentes capítulos y temas de esta publicación:

Alimentos: Enciclopedia de los alimentos y su poder curativo. 3 tomos. Dr. Jorge D. Pamplona Roger. Biblioteca Educación y Salud. Editorial Safeliz S.L. 2001.

Dietas, alimentación y hábitos para prevenir las enfermedades de las arterias (infarto-ictus). Estudios epidemiológicos y meta-análisis. Revisión para clínicos. Revista JACC. Nutrition controversies. JACC. 69. Issue 9, March 2017.

Dietas, Alimentación y Hábitos para prevenir el Cáncer. European Prospective Investigation on Cancer and Nutrition (EPIC). Brit. Med. Journal. 2008: 337-344.

Envejecimiento y Alzheimer. Félix Pérez y Pérez. ¿Porqué envejecemos?

Cómo añadir años a la vida y vida a los años. Ediciones Eneida 2004.

Fernández Martínez, Odile. Mis recetas anticáncer. Edit. Urano S.A.U. 2014; Aribau 142. 08036, Barcelona.

BIOGRAFÍAS

Dr. FRANCISCO PÉREZ GÓMEZ

Licenciado en Medicina por la Universidad Complutense de Madrid, doctorado por la misma Universidad con la calificación de Premio Extraordinario, formado en Cardiología en el London Hospital de la Universidad de Londres, ha sido Jefe de la Sección de Cardiología en el Hospital Clínico San Carlos de Madrid durante 41 años, en los que ha destacado en el campo de la Cardiología tanto por sus cargos asistenciales como por los académicos, por sus conferencias y publicaciones y, en especial, por su actividad en la Sociedad Española de Cardiología y la Sociedad Europea de Cardiología.

Vicepresidente de la Sociedad Europea de Cardiología, Presidente del Grupo Europeo de Marcapasos, el doctor Pérez Gómez ha sido también Director de la Revista Española de Cardiología y secretario general de la misma sociedad. Profesor asociado en Medicina en la Facultad de Medicina de la Universidad Complutense y miembro del Consejo Mundial de Marcapasos. Con anterioridad a esta obra, ha publicado siete libros de Cardiología, en español y en inglés, 58 artículos científicos en otros libros y 74 en publicaciones científicas.

Dr. RAMÓN BOVER FREIRE

Licenciado en Medicina y Cirugía por la Universidad Autonoma de Madrid, doctorado en Medicina y Cirugía por la Universidad Complutense de Madrid, el doctor Bover Freire, facultativo especialista de Cardiología del Servicio de Salud de la Comunidad de Madrid, coordinador de la Unidad de la Insuficiencia Cardíaca del Hospital Clínico San Carlos de Madrid, es miembro de la Sociedad Europea de Cardiología, de la Sociedad Española de Cardiología y de la Sociedad Castellana de Cardiología, instituciones estas dos últimas en las que se encargó de coordinar sus páginas web al mismo tiempo que coordinaba la página web de la Fundación Española del Corazón.

Miembro fundador y secretario del Comité de Residentes de la Sociedad Española de Cardiología, ha recibido, entre otras distinciones, el Premio a la Calidad en el ámbito del Sistema Nacional de Salud en la categoría de Mejores Prácticas Clínicas, y el Premio de Calidad 2008 del Hospital Clínico Universitario San Carlos de Madrid en el área de Sistemas de Monitorización Remota de Dispositivos Implantables. Ha publicado 25 libros solo o en colaboración con otros doctores.

Dr. JORDI MATIAS-GUIU ANTEM

Licenciado en Medicina y Cirugía por la Universidad Complutense de Madrid, doctorado en Ciencias Biomédicas por la misma universidad, con Premio Extraordinario de Doctorado y Premio Fundación San Nicolás de la Real Academia Nacional de Medicina, el doctor Matias-Guiu es facultativo especialista del Área de Neurologia del Hospital Clínico San Carlos. Miembro de la Sociedad Española de Neurologia y Secretario del Grupo de Neuroimagen desde 2015, es, también, editor asociado de las revistas *Journal of Alzheimer´s Disease* y *BMC Neurology*, revistor externo de otras revistas de neurologia y autor o coautor de más de 80 artículos en revistas cientificas, un libro y siete capítulos de libros especializados. Ha participado en la redacción de las Guías de Práctica Clinica en Demencias de la Sociedad Española de Neurología.

Dr. ENRIQUE GRANDE PULIDO

Licenciado en Medicina y Cirugía, doctorado en Medicina con mención *cum laude*, el doctor Grande Pulido es Jefe del Sercicio de Oncología Médica del Centro Monográfico MD Anderson, donde además ejerce como responsable de los tumores genitourinarios, endocrinos y de la unidad de investigación clínica. Es socio fundador, ex presidente y actual miembro de la junta directiva del Grupo Español de Tumores Huérfanos e Infrecuentes, forma parte de la junta directiva del Grupo Español de Tumores Neuroendocrinos, es asesor de la Agencia Española del Medicamento, miembro activo del Grupo Español de Tumores Genitourinarios, donde forma parte del comité de trabajo del manejo del cáncer renal, y secretario científico del grupo para el estudio de Stem Cells en Oncología. Ha publicado más de 150 artículos en revistas de prestigio internacional.

www.ingramcontent.com/pod-product-compliance
Lightning Source LLC
Chambersburg PA
CBHW041931240526
45473CB00034B/726